Усуи Рейки I

Достигайте целей с помощью Рэйки, Volume 1

Daiga Zaime

Published by Daiga Zaime, 2024.

УСУИ РЕЙКИ I

First edition. July 26, 2024.

ISBN: 979-8227803863

Written by Daiga Zaime.

Дайга Жайме
Усуи Рейки I

Достигайте целей с помощью Рэйки I

First Edition 2024, Vienna

Содержание

Введение.

Я убеждена, что Рейки заслуживает места в домашней аптечке каждого. Каждый имеет право знать законы Микао Усуи для счастливой жизни. Что мы будем делать с этими законами, насколько хорошо нам удастся их соблюдать, зависит от нас.

Микао Усуи думал, что Рэйки изменит мир. Может быть. Но только если люди об этом знают.

В первой части этой книги я в первую очередь сосредоточиваюсь на объяснении того, что такое Рейки на самом деле и как оно развилось. Вторая часть содержит всю информацию, необходимую для практики Рейки первого уровня. Конечно, в оптимальном случае вам также понадобится учитель Рейки, который активирует ваши каналы Рейки, даже заочно.

Вторая книга будет охватывать второй уровень Усуи Рейки, а также уровни мастера и учителя.

В третьей книге я рассмотрю Кундалини Рейки, ее применение, сходства и различия с Усуи Рейки.

Часть I

История и теория Рейки.

О Рейки.

Прежде всего, что такое Рейки? Основатель системы Рейки Микао Усуи выбрал слово Рей Ки, состоящее из двух частей. Рей-духовная, Ки-энергия. Итак, в общем смысле Рейки означает духовную энергию. Концепция Жизненной Энергии станет более знакомой в Европе. Усуи Рейки учит, как получить доступ к этой жизненной энергии, как использовать ее для активации способностей само исцеления вашего тела. Каковы основные законы, по которым мы можем использовать наш поистине огромный потенциал само исцеления?

Да, у нас есть сила исцелить себя физически, умственно и психологически. Мы можем научиться передавать жизненную энергию, чтобы активировать силы само исцеления другого человека. Научиться использовать Рэйки может каждый. Ваш учитель Рейки может активировать ваши энергетические центры, чтобы вы могли полностью использовать энергию Рейки и передавать ее другим.

Сегодня Рейки используют, например, несколько реабилитационных клиник Германии, а также больницы, реабилитационные центры США, в том числе *The University of Maryland Medical Center, Harvard University, Harvard Medical School Boston and Cambridge, Columbia University Medical Center, New York, New York University Medical center New York*[1*]. Я нашла две реабилитационные клиники в Германии. В Австрии не собрано обширной информации, но я нашла *Neurozentrum Wien Alte Donau, Gelenk-Zentrum Hietzing, Landeskrankenhaus Klagenfurt*, наверняка есть и другие места.

В этой книге вы познакомитесь с основными законами Рейки, научитесь применять Рейки первого уровня к себе, к другим и к своему окружению. Как применять Рейки к продуктам питания, воде, животным, растениям, помещениям, предметам... Чтобы понять Рейки, вы также познакомитесь с историей Рейки, ее дальнейшим развитием и различными системами Рейки сегодня. Хотя я вскользь расскажу о некоторых других системах, в этой книге основное внимание будет уделено системе Усуи Рейки и ее практике. Если после прочтения книги вы захотите активировать Рейки первого уровня, напишите мне, найдите меня на Facebook или на моей странице www.daigareiki.com. После активации рэйки вы получите от меня сертификат рэйки с указанной линией учителей, начиная с Микао Усуи и заканчивая со мной.

Для изучения курса первого уровня и применения Рейки не требуется никаких особых способностей или предварительных знаний. Микао Усуи сказал, что Рейки может использовать любое разумное существо. Чтобы освоить второй уровень, вам нужно некоторое время, минимум три месяца, чтобы попрактиковаться в первом уровне, при желании позже вы можете освоить второй, третий и учительский степени.

Что такое Рейки.

◇ ◇ Рейки – дух или душа и ки – энергия.

Вселенная пронизана энергией. Энергия, ответственная за развитие жизни. Жизненная энергия. Она просто существует, независимо от нашей религиозной принадлежности, независимо от того, верим мы в его существование или нет. Японцы называют эту энергию *ки*, китайцы — *ци*, в Индии она известна как *прана*. В Европе мы будем говорить о жизненной энергии. Болезнь в восточной культуре часто описывается как недостаток энергии. Микао Усуи сознательно выбрал для своего метода название «духовная энергия», указывая, что Рейки – это не только для тела, это рост и развитие разума и тела. Усуи Рейки требует от пользователя не только автоматического положения рук с целью передачи жизненной энергии. Усуи Рейки требует от пользователя духовного роста и развития. Это путешествие длиною в жизнь. Я бы даже сказала, Рейки – это образ жизни.

Чем Рэйки не является.

Прежде всего, Рейки – это не религия. Оно не принадлежит буддистам, синтоистам, христианам, мусульманам или атеистам. Рейки не отрицает какую-либо религию, не поддерживает никакую форму веры. Рейки – жизненная энергия – просто существует, она пронизывает всю Вселенную. Как я уже упоминала, практика Рейки просто позволяет вам использовать универсальную энергию Вселенной для активации ваших способностей к самоисцелению.

На мой взгляд, Рейки не эзотерика тоже, речь идет об энергии, которую мы учимся использовать. Проведены измерения биополя человека и установлено, что в процессе передачи рейки поток энергии из рук целителя сильнее обычного. Мы не можем измерить энергию Вселенной ни с помощью купленного в магазине вольтметра, ни амперметра. Знаете, электричество существовало задолго до того, как были изобретены первые измерительные Инструменты. и это не было ни эзотерическим, ни магическим искусством, как многие могли подумать в то время. Однако я должна признать, что некоторые из новых направлений и применений Рейки действительно больше ориентированы на эзотерику, чем на образ жизни и простое практическое применение.

Рейки также не является ни панацеей от всех недугов, ни верным рецептом долголетия или бессмертия. Да, Рейки помогает при многих заболеваниях, оказывает огромную поддержку. Это хорошая поддержка при лечении аутоиммунных заболеваний. Он часто помогает при лечении вызванной стрессом бессонницы, головных болей, психических заболеваний, кожных заболеваний и различных психосоматических недугов. Рейки способствует заживлению ран, улучшению общего состояния организма, но... Вот мы и подошли к обзору рейки и медицины.

Рейки – это не процедура наложения рук, хотя визуально так может показаться. Исцеляет энергия Вселенной, а не тот, кто накладывает руки. Дающий Рейки лишь позволяет этой энергии течь через себя, передает ее дальше.

Отношения с медициной.

Если вы заболели, идите к врачу. Однозначно. Рейки не заменяет визит к врачу. Да, с помощью Рейки вы быстрее избавитесь от насморка. Но, возможно, капли в нос и лекарства от кашля помогли бы более эффективно. Возможно, вы серьезно больны и вам необходимо принимать антибиотики. Если сломаешь ногу, иди к врачу. Да, Рейки поможет вашей ноге быстрее вырасти, но, возможно, вам сначала понадобится врач, чтобы направить ваши кости в правильное направление, иначе вы будете хромать всю оставшуюся жизнь. Аппендицит – какой смысл Рейки вылечить воспаление за пару недель, если ты умер через пару дней? Да, Рейки поможет во время выздоровления и после операции, но я не рекомендую никому лечить рак только с помощью Рэйки. Тадао Ямагучи упоминает, что в детстве они обходились с рейки, врачи в их семье были не нужны. Но нужно понимать огромную разницу в развитии медицины в довоенной Японии и сегодня. Прошло почти 100 лет.

Всегда найдутся врачи, которые считают Рейки суеверием и шарлатанством. Всегда найдутся люди, которые, хотя Рэйки и не привязаны к какой-либо религии, будут считать его несовместимым с религией из-за недостатка информации. Но в то же время растет число больниц и реабилитационных учреждений, которые также предлагают пациентам терапию Рейки. Никто больше не задается вопросом об иглоукалывании, и я верю, что скоро наступит день, когда никто не будет задаваться вопросом о кабинетах рейки-терапии в каждой современной поликлинике и больнице. Официальному распространению рейки пока, пожалуй, больше всего препятствует невозможность медицинских учреждений официально нанимать рейки-терапевтов, работа рейки в медицинских учреждениях зачастую ведется на общественных началах, по крайней мере, в США.

Рейки, вероятно, наиболее широко используется в медицине в Соединенных Штатах. Это почти самоочевидно, если учесть, что распространение Рейки за пределами Японии началось с Хавайо Таката, учительница японского происхождения, жившего на Гавайских островах, принадлежащих США. Полный список клиник и больниц США, а также ссылки на их веб-сайты вы найдете на сайте Planetmediate.com[1] . *The University of Maryland Medical Center, The Brigham Women's Hospital Boston, Johns Hopkins Hospital Baltimore, Massachusetts General Hospital Boston, Morgan Stanley Children's Hospital New York, Yale-New Haven Hospital New Haven, Harvard University, Harvard Medical School Boston and Cambridge, Columbia University Medical Center, New York, New York University Medical center New York, Concord Hospital in Concord, New Hampshire, Cooper University Hospital New Jersey, Lowell General Hospital Massachusetts, St Joseph Hospital New Hampshire, Washington Hospital Center Washington DC, York Hospital York, St Mary's Hospital Amsterdam, George Washington University Washington, California Pacific Medical Center San Francisco, The Children's Hospital Boston, Saint Agnes Medical Center Fresno, Hawaii Pacific Health Wilcox Memorial Hospital Lihue, Hartford Hospital Hartford, Stamford Hospital Stamford, The Windham Hospital Willimantic, Englewood Hospital and Medical Center Englewood, New Jersey, Carroll Hospital Center Westminster, Maryland, South San Diego Veterinary Hospital.*

Я нашла две реабилитационные клиники в Германии[2]. *Kurhotel und Privatsanatorium Mürz un Kursanatorium und Therapiezentrum Herzberger.*

В Австрии я нашла *Neurozentrum Wien Alte Donau* (Неврологический центр Вены Старый Дунай), *Gelenk-Zentrum Hietzing* (Объединенный центр в Хитцинге, Вена), где рейки используется для терапии боли, *Landeskrankenhaus Klagenfurt* (Клагенфуртская районная больница).

Жизнь Микао Усуи и его путь к системе Рейки.

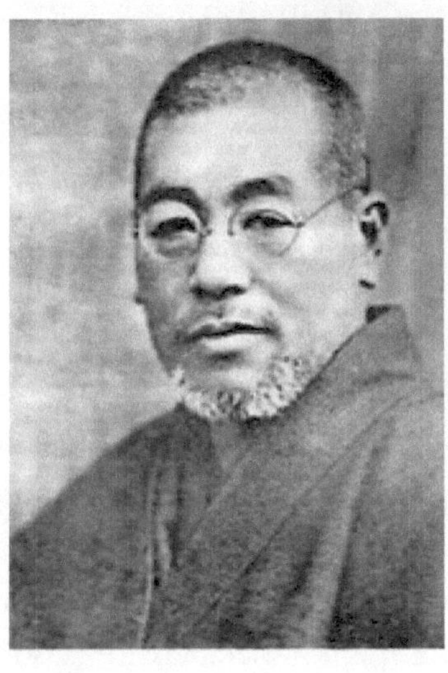

Изображение из https://de.wikipedia.org/wiki/Usui_Mikao

Тадао Ямагучи и Фрэнк Арджава Петтер, несомненно, больше всего ответственны за исследование жизненного пути Микао Усуи. Поэтому в дальнейшем я буду ссылаться на публикации этих двух авторов, чтобы развеять множество мифов о Микао Усуи. В конце книги вы найдете библиографию. Микао Усуи родился 15 августа 1865 года в деревне Таниай округа Мияма-Чо провинции Гифу, умер 9 марта 1926 года. Сохранились документы о родословной Усуи-сэнсэя, о его детстве и школьных годах. О последних годах его жизни точно известно. В середине остаются белые пятна, что оставляет место для множества догадок и легенд. Например, Микао Усуи был буддийским монахом (Фрэнк Стиен), Микао Усуи получил степень теолога в США, поэтому он был христианином (Хавайо Таката). Микао Усуи провел 7 лет в бедном квартале, давая рейки бесплатно, был за это высмеян такими же бедняками, поэтому ввел правило — не давать рейки бесплатно (вообще популярное предположение среди европейских практиков рейки). Все эти предположения связаны с определенными событиями из жизни Микао Усуи. Усуи учился в храмовой школе в деревне, принадлежащей ветви буддизма Дзёдо Шу (Чистая Земля). В то время в Японии для детей было совершенно нормально получать образование в храмовых школах, поэтому они не становились монахами или монахинями. Усуи и один из его братьев Саня поехали в Токио уже взрослыми. Младший брат Куниси остался в деревне Таниай и взял на себя семейный бизнес. Сестра Усуи Шу тоже осталась в родной деревне.

Микао Усуи не был богат. Согласно информации, которую Ф. Арджава Петтер получил от сэнсэя Коямы, президента Усуи Рейки Риохо Гаккай во время его исследования, Усуи в своей жизни занимал различные должности. Он был журналистом, социальным работником, миссионером синтоистской группы и занимался заботой о душах заключенных. Микао Усуи также стал личным секретарем политика дансяку (барона) Симпея Гото. Это также объясняет, как не очень богатый Микао Усуи смог посетить множество стран в то время, когда путешествовать было не так просто, как сегодня. Симпей Гото был министром иностранных дел Японии в 1918 году и мэром Токио в 1920 году. Можно предположить, что именно благодаря своему положению при Симпее Гото у Усуи-сэнсэя сложились отношения с важными государственными деятелями и высшими офицерами военно-морских сил. После работы личным секретарем Микао Усуи начал собственный бизнес. Неизвестно какой именно. Фрэнк Стин упоминает, что он встретил 109-летнюю буддийскую монахиню, которая до 1922 года училась у сенсея Усуи. Не исключено, что Микао Усуи уже обучал лечению наложением рук, поскольку в те годы существовало несколько полурелигиозных групп, практиковавших его. Передача энергии посредством наложения рук не была чем-то новым в Японии. Новым была эффективность, с которой Микао Усуи действовал в последние годы своей жизни. Да, но с личным бизнесом в то время дела обстояли неважно, фактически он обанкротился. После этого Микао Усуи пережил кризис идентичности, усилил поиск смысла жизни и окончил трехлетний курс медитации и поста в буддийском храме в Киото. Это также не делает Микао Усуи буддийским монахом, ведь традиционно японские мужчины могли проводить в буддийском монастыре какое-то время, это могли быть недели, месяцы или, как в случае с Усуи, даже годы. Усуи-сэнсэй искал просветления, состояния, когда человек чувствует единение со Вселенной, со всем, что его окружает в природе. Согласно буддийским верованиям Чистой Земли, человек, достигший просветления, останавливает бесконечный цикл перерождений и после смерти попадает в Чистую Землю — место, где царит покой и больше нет страданий. Упрощённое изложение, но это похоже на буддийскую версию христианского рая. Просветления, согласно буддийским верованиям, можно достичь тремя способами. Может, но это не значит, что это обязательно произойдет. Первый вариант – это сильная физическая, эмоциональная, психическая травма, например, серьезная авария, потеря партнера, по другому, может быть, потеря работы или дома. Второй вариант – пребывание в храме, которое включает многочасовую ежедневную медитацию, можно мало спать, мало есть, мыть и без того чистые храмовые полы и туалеты, повторять мантры и т. д. Этот второй вариант не сработал в случае с Микао Усуи. Усуи спросил своих учителей, как еще достичь просветления. Ответ учителя был – может, тебе стоит умереть.

Это третий вариант достижения просветления. Согласно буддийскому учению, в процессе умирания, когда эфирное тело отделяется от физического, человек, обученный медитации, способен наконец обрести себя. В марте 1922 года Микао Усуи отправился на синтоистскую священную гору Курама, чтобы медитировать, поститься и готовиться к смерти. Можно только предположить, что Усуи нашел тихое, укромное место, чтобы не пугать посетителей горы. Микао Усуи три недели медитировал в позе гашо, соблюдая строгий пост. По его собственному описанию, он внезапно почувствовал удар, вспышку посередине головы, после чего потерял сознание. Придя в сознание, Микао Усуи почувствовал себя сильным, полностью физически восстановившимся. Энергия Рэйки влилась в нее. Более того, Усуи чувствовал себя единым, цельным, со вселенной, со всем миром. Микао Усуи спустился с горы к своему учителю, ведь согласно буддийским традициям, просветленному человеку необходимо подтверждение от другого просветленного человека, что просветление действительно достигнуто. По дороге Усуи повредил палец ноги о корни дерева. К его большому удивлению, когда он приложил руки к ране, боль прошла и кровотечение прекратилось. Спустившись с горы, предположительно в деревне

Кибуна, Усуи встретил в чайхане девушку, страдающую зубной болью, и вылечил и ее. Учитель, который ранее отправил его умирать, подтвердил, что просветление было достигнуто и что лечебный эффект был побочным эффектом просветления.

Микао Усуи вернулся домой, испытал приобретенные целительные способности сначала на своей семье, затем на окружающих. Месяц спустя, в 1922 году, Усуи основал «Син Син Кайдзен Усуи Рейки Риохо Гаккай», что переводится как «Общество совершенствования тела и духа с помощью метода исцеления энергией души Усуи». С этого момента я буду писать Усуи Рейки Риохо Гаккай или для краткости просто Риохо Гаккай. Усуи Рейки Риохо Гаккай быстро росла, ее члены стали известными политиками и военно-морскими офицерами того времени. В это время изоляция Японии от Запада усилилась. Император ввел синтоизм в качестве государственной религии, отчасти для того, чтобы противостоять влиянию буддизма и, следовательно, и многих групп, которые использовали нетрадиционные методы лечения, такие как наложение рук, и вызывали подозрения, что они связаны с буддизмом. Усуи ввел в свои занятия рейки цитирование стихов императора Мэйдзи, отца императора того времени, что, несомненно, было хитрым политическим шагом. Кроме того, помогло общение с высокопоставленными армейскими командирами. Никто не вмешивался в деятельность Усуи Рейки Риохо Гаккай. Усуи разработал метод обучения членов Усуи Рейки Риохо Гаккай использованию целебных сил Рейки, а также обучал других учителей-шиханов. 1 сентября 1923 года в районе Канто (недалеко от Токио) произошло сильное землетрясение, в результате которого большая часть Токио и близлежащих городов была разрушена. После землетрясения большие вторичные повреждения были причинены пожарами, дома в то время в основном были построены из дерева. Были тысячи жертв, не хватало медицинской помощи. Усуи-сэнсэй вышел в улици, леча с помощью рейки, насколько мог. Свидетели рассказывали, что когда его рук было недостаточно, он посылал рейки ногами и глазами. Другие члены Усуи Рейки Риохо Гаккай также вышли на улицы, чтобы оказать помощь. Печальный факт, что именно эта массовая катастрофа прославила Усуи Рейки Риохо Гаккай и обеспечила его дальнейшее развитие. Возможно, помощь Микао Усуи бедствующим, зачастую бездомным и обездоленным людям и породила легенду о Микао Усуи, работавшем в трущобах 7 лет.

В том же году Микао Усуи посетил родную деревню и установил каменные ворота-тории в синтоистском храме (Храм Аматака, Храм Небесного Орла). В то время строительство тории обошлось примерно в миллион иен, простому человеку на проживание в то время нужно было тратить около 20 иен в месяц. Итак, умножайте свои среднемесячные расходы с 50 000. В 1925 году Усуи переехал в более просторный дом в токийском районе Накано, где он также мог открыть доё (учебный центр). В январе 1926 года, чувствуя, что времени у него осталось мало, Микао Усуи присвоил степень учителя 19 своим ученикам, членам Усуи Рейки Риохо Гаккай. Один учитель Усуи Рейки Риохо Гаккай, или шихан, уже получил эту степень ранее. Таким образом, в общей количество после Микао Усуи осталось 20 учителей Рейки. Самый младший из них — Чуиро Хаяси, которому на тот момент было 47 лет. Микао Усуи путешествует по Японии, преподает Рейки и неожиданно умирает от удара паралича 9. марта 1926 года. Подсчитано, что за свою четырехлетнюю карьеру Усуи сумел обучить около 2000 студентов.

Дальнейшее развитие системы Рейки. Чуиро Хаяси сенсей.

Риохо Гаккай, как я уже упоминала, приобрел популярность благодаря своей деятельности после землетрясения в Канто. После смерти Микао Усуи Риохо Гаккай продолжает функционировать и расширяться. Следующие два ее президента - высокопоставленные военные, на собраниях цитируются стихи императора Мэйдзи, и никто не ставит препятствий на пути деятельности ассоциации. Однако связь с армией, которая помогала на первых порах, стала причиной почти вымирания общества после Второй мировой войны.

Одной из причин, конечно, была гибель многих товарищей во время войны. Но вторая, еще более серьезная причина заключалась в том, что оккупационные власти США запретили любые формы нетрадиционной медицины, существовавшие в то время в Японии. Как бы для борьбы с суевериями, но злые языки говорят, чтобы обеспечить свою монополию на открытие аптек. Другие методы, такие как иглоукалывание, вскоре смогли реабилитироваться и снова были разрешены. Что ж, уже давно никого не удивляют кабинеты иглоукалывания. Но Рэйки, которое было так тесно связано с японским флотом и военным ведомством, было и оставалось запрещенным. Риохо Гаккай продолжала свою деятельность нелегально, число ее членов продолжало сокращаться. Самая большая заслуга Усуи-сенсея заключалась в том, что он сделал Рейки доступным для больших групп людей, предотвратив превращение Риохо Гаккай в нечто вроде секты. Но обстоятельства изменились. Секретность наложила свою печать. Риохо Гаккай встречался только со своими людьми, внешнему ничего не раскрывалось, никакое распространение Рейки не обсуждалось.

Когда Фрэнк Арджава Петтер, много лет проживавший в Японии и преподающий вернувшуюся из Европы версию рейки, искал корни рейки, связаться с кем-то из этого общества оказалось крайне сложно. Однако с помощью знакомого, пожелавшего остаться анонимным, ему удалось связаться по телефону с тогдашней президенткой ассоциации. В то время Ф.А. Петтер, как и его коллега-искатель, японский учитель рейки Дзикиден, считали, что общество вымирает. Возможно, именно эта критика способствовала большей открытости общества. Поэтому сегодня неверно, что в ассоциацию могут вступить только японцы. Но верно и то, что вступить в ассоциацию можно только по рекомендации существующего члена. Очевидно, что по крайней мере один, а может и несколько членов ассоциации, мастера Рейки, начали обучать своих учеников. Франс Стиене, который преподает японское Рейки в Европе, учился у такого учителя.

Согласно исследованиям Ф. А. Петтера, а также информации https://www.aetw.org/reiki_gakkai.html , позднее президентами Риохо Гаккай были Юзабуро Ушида (ВМФ), Каничи Такэтоми (ВМФ), Ёсихару Ватанабэ (Учитель), Хоичи. Ванами (ВМФ), г-жа Кимико Кояма, Массаёси Кондо (профессор университета).

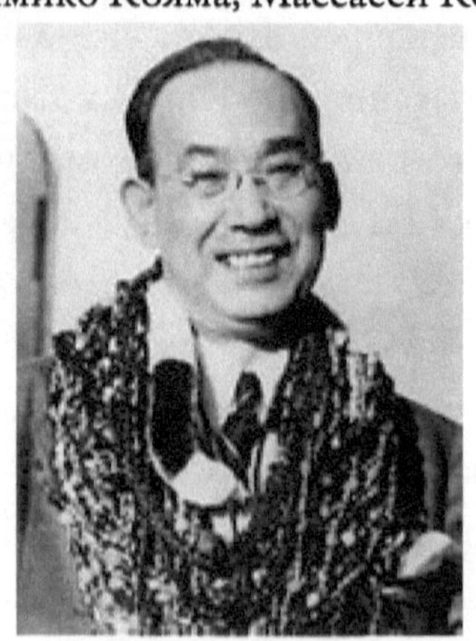

Изображение взято с https://en.wikipedia.org/wiki/Chujiro_Hayashi

Человеком, ответственным за дальнейшее распространение японского Рэйки в мире, так что оно, наконец, вернулось из Европы в Японию и привлекло внимание мастеров, до сих пор практикующих там неофициально Рейки, — это уже упомянутый Чуиро Хаяси (15.9.1879-11.3. 1940). Хаяси был военно-морским офицером и военным врачом. Усуи-сенсей присвоил Чуиро Хаяси степень мастера еще в 1925 году и призвал его как врача распространять знания о Рейки и участвовать в исследованиях Рейки. Хаяси сэнсэй основал свой собственный институт Рейки, независимый от Риохо Гаккай, и назвал его Хаяси Рейки Кенкюкай. Основать институт мог любой, кто привнес что-то новое в учение Рейки. Перед войной Чуиро Хаяси открыл собственную практику Рейки с 8 терапевтическими столами и 16 сотрудниками, дающими рейки пациентам. Чуиро Хаяси путешествовал по Японии, обучая Рэйки в нескольких других городах.

Одним из учеников Хаяси была американка японского происхождения Хавайо Таката. Хаяси посетил свою ученицу на Гавайях, пробыл там продолжительное время, занимался дальнейшим обучением своей ученицы и присвоил ей звание Мастера Рейки. Упоминается, что, возможно, причиной смерти Хаяси-сэнсэя и стали поездки на Гавайи. 11 марта 1940 года Хаяси покончил жизнь самоубийством. Здесь следует помнить, что в японской культуре самоубийство считается почетным выходом в случае неспособности выполнять свои обязанности. Это было время, когда уже готовилось нападение на Перл-Харбор. Возможно, Хаяси попросили сообщить какие-нибудь новости о Гавайях после его пребывания там. Можно только предположить, что Чуиро Хаяси не смог поддержать вероломное нападение на людей, с которыми ему удалось подружиться. Поэтому он не мог сделать то, что требовалось, и тем самым выполнить свой военный долг и служить своему императору так, как подобало с точки зрения армии того времени. После смерти Чуиро Хаяси основанным им институтом некоторое время руководила его жена, но она не смогла найти дальнейшей замены руководству института, действовавшего незаконно и без дохода. После смерти вдовы Хаяси институт дальше не управлялся.

Хавайо Таката (24.12.1900-11.12.1980) и ее ученики

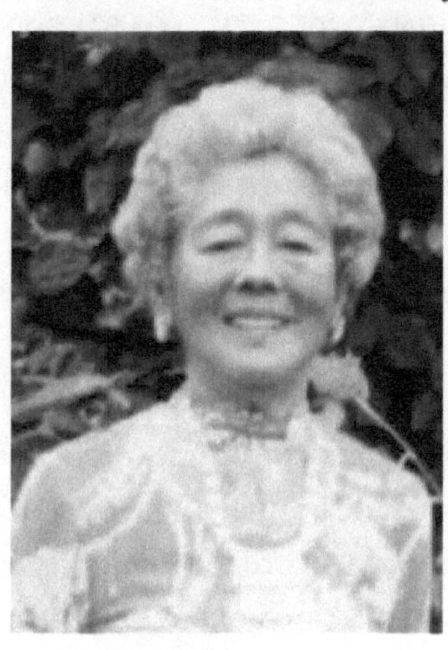

Изображение из https://www.innerheartpathways.com/
hawayo-takata.html

Хавайо Таката была американкой японского происхождения, жившей на Гавайях. Из-за серьезных проблем со здоровьем (опухоль, астма, камни в желчном пузыре) она оставила детей на попечение родственников и в 1935 году уехала в Японию, где она собиралась перенести весьма рискованную по тем временам операцию.

Перед операцией ее внезапно охватило ощущение, что операцию можно не проводить, и она спросила врача, есть ли другие варианты. Доктор отметил, что это займет время, и направил его к Чуиро Хаяси. Лечение Рэйки помогло г-же Такате исцелиться от всех болезней. Она хотела сама изучить этот метод исцеления и в 1936 году получила Сёдэн, 1-ю степень Рейки. Затем год работала в клинике Хаяси, прежде чем получила Окудэн, 2-ю степень Рейки. В 1937 году г-жа Таката вернулась на Гавайи, где несколько недель спустя ее посетил Хаяси сенсей.

Хаяси-сенсей проводил семинары, заботился о дальнейшем распространении рейки на Гавайях и в феврале 1938 года вручил Шинпидэн – степень мастера рейки – своему ученику Хавайо Такате вместе с правом продолжать преподавание рейки. Хавайо Таката продолжала практиковать рейки и даже училась на массажистку, чтобы официально все выглядело правильно, но после нападения на Перл-Харбор повсюду царила ненависть к японцам и всему, что пришло из Японии.

Таката долгие годы не решался продолжать преподавать Рэйки. В последние годы жизни она открыла свою школу Рейки и оставила после себя 20 мастеров Рейки. Лекции г-жи Такаты были нетрадиционными: по словам свидетелей, она не делала никаких конспектов и ничего не разрешалось записывать. Все приходилось держать в голове. Поэтому не существует двух полностью идентичных занятий Рейки. Ученики записали символы Рейки, но в конце урока эти записи пришлось уничтожить. Так зародилась традиция не писать символы и не показывать их тем, кто не получил 2-ю степень Рейки. Следует отметить, что сейчас многие нарушили эту традицию и все символы Рейки можно найти в Интернете. Однако без знания полного контекста и без активации потока Рейки их использование не рекомендуется.

Позже, после исследования Ф. А. Петтера в Японии, стало ясно, что г-жа Таката, возможно, допустила преднамеренные ошибки в освещении истории жизни Микао Усуи. Предположительно, пережив войну и последовавшие за ней долгие годы антияпонских настроений, она попыталась сделать Микао Усуи более приемлемым для западной культуры, чтобы Рейки могло распространиться дальше в целом. Ниже я перечислю мастеров Хавайо Таката, а также хронологический порядок получения степени мастера.

Ирис Исикуро 1967 (?), Кей Ямашита 1976, Джон Харви Грей 1976, Вирджиния В. Самдал 1976, Этель Ломбарди 1976, Дороти Баба 1977, Барбара Линкольн Маккалоу 1977, Гарри М. Кубой 1977, Фрэн Браун 1979, **Филлис Лей Фурумото** 1979. Урсула Бэйлоу 1979, **Барбара Вебер** 1979, Барбара Браун 1979, Бет Грей 1979, **Бетал Файт** 1979, Ванджа Тван 1979, Джордж Араки 1979, Пол Митчелл 1979, Синобу Сайто 1980, Мэри МакФадьен 1980, Патриция Боулинг 1980, Рик Бокнер 1 0.12.1980 [3,4].

Как видите, кроме Ирис Исикуро, год получения мастера которой с абсолютной уверенностью неизвестен, остальные мастера получили образование в последние четыре года жизни госпожи Такаты. Рик Бокнер получил степень мастера за день до того, как госпожа Таката умерла в возрасте 80 лет. Хавайо Таката не оставил строго письменного продолжателя своего института Рейки. 7 мастеров Рейки, которые она оставила после себя, все еще активны, когда я пишу этот текст. В любом случае ее 22 мастера смогли распространить Рейки по всему западному миру. Почему такое широкое распространение среди такой небольшой группы людей? Потому что Рейки работает и действительно помогает. Предполагаемым преемником г-жи Такаты в руководстве Институтом Рейки была ее внучка Филлис Лей Фурумото, которая основала Альянс Рейки. Барбара Вебер, с другой стороны, присвоила себе титул Грандмастера Рейки, заявила, что только она преподает Рейки совершенно правильно, и основала «Технику Сияния» *Radiance Technique* (также называемую Американской Международной Ассоциацией Рейки). Г-жа Таката также известна как Грандмастер Рейки. Важно отметить, что сама она никогда не использовала этот титул.

В настоящее время доступны даже степени гроссмейстера до 20 уровня. Но помните, что в оригинальной системе Рейки Усуи есть 3 уровня. Совершенно понятно, что в наше время, где обучение зачастую происходит с помощью дистанционного обучения, ученикам дается время для практики Рейки и право учителя становится как бы четвертой степенью, которая дается только тогда, когда новоиспеченный мастер имел возможность практиковаться в течение некоторого времени и усовершенствовать свою степень магистра. Это происходит и на моем курсе. В линии учителей, которая будет указана в вашем сертификате Рейки, вы увидите, что я принадлежу к линии мастеров, которые произошли от Бетал Файт.

Различные системы сегодня.

Mikao Usui reiki

Давайте помнить, что каждый, кто привнес что-то новое в систему Рейки, имел право основать новый институт Рейки. Микао Усуи вдохновил своего первого ученика, которому он предоставил право называть себя учителем, шихана Чуиро Хаяси, к исследованию и основанию собственного института. Г-жа Таката основала собственную школу, ее ученики основали школы, ассоциации, институты Рейки. Так как же понять, что есть что?

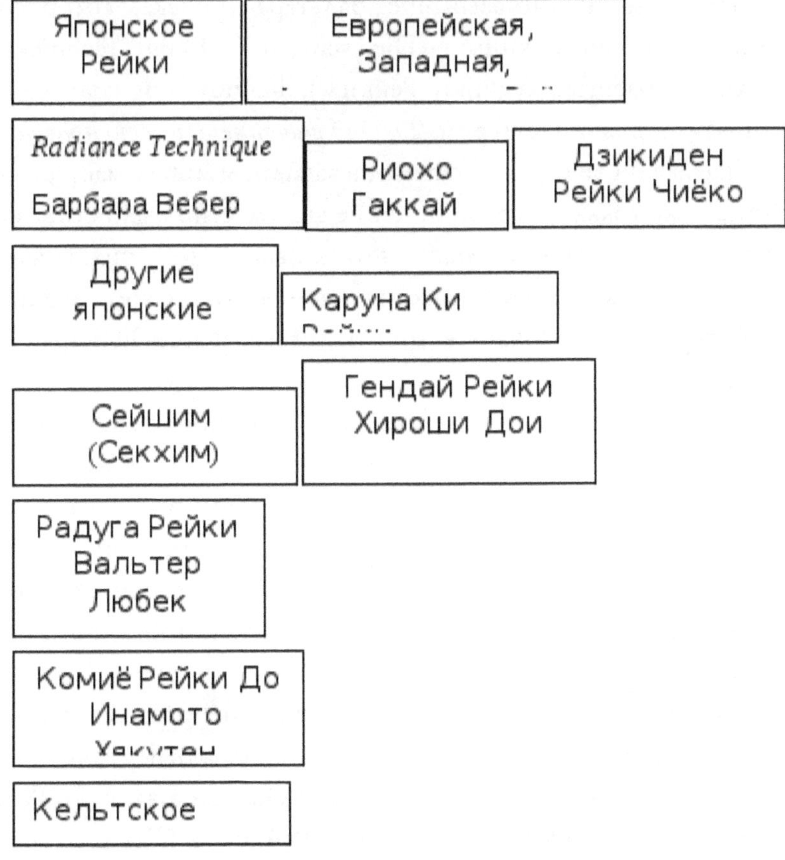

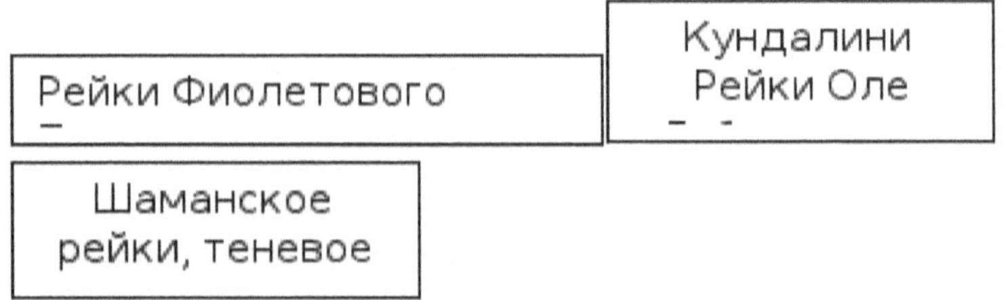

И еще, и еще...

К нерейки-системам, использующим духовную энергию, относятся группа друзей Бруно Грёнинга и «Код исцеления» и, конечно же, многие другие.

Несколько предложений обо всех упомянутых направлениях Рейки. Я не буду называть никого лучше или хуже. Здесь я хочу упомянуть лишь высказывание Вальтера Любека, которое он упомянул в своей книге «Die schönsten Reiki Technicken» («Самые красивые техники Рейки»), написанной совместно с Франком Арьявой Петтером. *То, что работает, и есть правда.*

Сначала о Рэйки, развившемся в западном мире у мастера г-жи Такаты. Уже только по этой причине его уместно было бы назвать Американским Рэйки, однако это название не прижилось. О западном Рейки более известно, чем о японском Рейки. В литературе также можно встретить обозначение Европейского Рейки. Это то же самое.

Техника сияния, разработанная Барбарой Вебер, сначала требует степени мастера Усуи Рейки. Обеспечивает 4-5-6-7 градов света, запатентовано. Это означает, что вам придется купить патент, если вы хотите его использовать. Существуют и другие системы, предлагающие степени гроссмейстера от 4a до d. Существует также основная линия Takata, которая предлагает степень освещенности от 5 до 21 и не требует каких-либо лицензий или патентов. Здесь также сначала необходимо получить степень Мастера и Учителя Усуи Рейки. Барбара Вебер заявила, что является единственным истинным пользователем энергии Рейки, и запатентовала фразу «Аутентичное Рейки» в США. В Европе она преуспела не так хорошо, в Германии, например, она не смогла запатентовать это сочетание слов, потому что возражение было - почему рейки должно быть аутентичным только для нее, как можно запатентовать подлинную жизненную энергию, она принадлежит всем. Также немецкие мастера Рейки в процессе медитации, как они утверждают, получили те же дополнительные символы, которые использует и Барбара Вебер, а также ввели четыре дополнительные степени Грандмастера. Конечно, символы невозможно запатентовать, тогда кто-то запатентует и букву А. Поскольку патентование может варьироваться от страны к стране, лучше говорить об истинном или настоящем рейки, избегая сочетания слов «Аутентичное рейки». Следует отметить, что в Японии более 90% пользователей рейки изучили линию рейки, разработанную Филлис Лей Фурумото. Джикиден Рейки – это всего лишь побочное развлечение.

Каруна Ки Рейки также имеет лицензию. Он был разработан Мастером Усуи Рейки У. Ли Рэндом при помощи нескольких других Мастеров Рейки. Каруна означает сострадание, безусловную любовь. Использует 12 символов Рейки. Для получения степени Мастера Каруна Рейки сначала требуется степень Мастера Усуи Рейки.

Истоки **Сейшим** или **Сехим** рейки можно проследить в Египте, речь идет о сейшим – живом светлом рейки. Словно заново открытая, следовательно, древнейшая форма духовного исцеления. Конечно, те, кто его использует, утверждают, что оно более мощное, чем традиционное Усуи Рейки. Сейшим Рейки также требует, чтобы вы сначала изучили Усуи Рейки.

Система **Радужного Рейки** была разработана Вальтером Любеком. Эта система также запатентована, поэтому для того, чтобы практиковать Радужное Рейки платно или обучать ее дальше, необходимо сначала приобрести патент. Однако нет причин, по которым желающие не могли бы использовать методы

Рейки, описанные в его книгах (1), или использовать положения рук, описанные для лечения конкретных недугов (2). Следует упомянуть, что сам Вальтер Любек упоминает в своей биографии, написанной на amazon.com, что в 12 лет он увидел ангела, и с тех пор ангелы, феи, духи для него являются реальными существами. Вальтер Любек путешествовал по миру, знакомился с верованиями других народов и сочетал Усуи Рейки с различными духовными методами целителей и шаманов. В его книге(1) заинтересованные найдут подробные описания того, как установить более тесный контакт со своим внутренним ребенком и высшим Я, а также как заряжать камни энергией и многое другое. В каждой технике указано, какого уровня должен быть Усуи Рейки, чтобы ее использовать. Институт Радуги Рейки в Вене предлагает ускоренные курсы Zoom и дистанционную активацию энергии.

Кельтское Рейки было разработано Мастером Усуи Рейки Мартином Пентекостом. Эта система интенсивно работает с энергиями деревьев. Кажется, никакой дистанционной активации энергии здесь нет, это нужно делать лично.

Рейки Фиолетового Пламени. Раньше это были просто послания фиолетового света, теперь это Рейки. Поскольку Рейки популярно, почему бы и нет? Также рекомендует сначала изучить Усуи Рейки, хотя и не имеет прямого отношения к этому. Мастер Рейки Айви Мур передала его в 2000 году, информацию она получила в процессе медитации, когда обратилась к буддийскому божеству, богине милосердия Гуань Инь. Она получила 40 символов, а затем постепенно открыла значение этих символов в процессе медитации. Здесь следует отметить, что величайшей заслугой Микао Усуи было то, что он не связал Рейки с какой-либо религией. Его может использовать как представитель любой религии, так и неверующий человек. Рейки Фиолетового Света напрямую обращается к буддийской Богине, поэтому подходит буддистам.

Шаманское Рэйки. Теневое Рэйки. Я нашла один курс на Udemy. Ее основатель Кристофер Т. МакКомбс, шаман и мастер Рейки, также рекомендует сначала изучить Усуи Рейки. Сам он говорит, что теневое рейки предназначено для случаев, когда Усуи рейки не помогает внести свет туда, где свет обычно не светит. Упомяну, что сначала я была удивлена тем, что Рейки, которое, по сути, представляет собой изучение энергии и ее применение для активации способностей организма к самоисцелению, классифицируется как эзотерическое. Но после беглого взгляда на различные западные разновидности Рейки, которые имеют лишь очень отдаленное отношение к оригинальной системе Рейки Усуи, я понимаю, почему это произошло. Со стороны сложно оценить, какую систему Рейки где разместить. В Японии Рейки по-прежнему ориентирована непосредственно на целительный эффект. Я уже писала о Риохо Гаккай.

Если раньше, когда Франк Арджава Петтер оставался в Японии, обучая там рейки и ища истоки рейки, ассоциация не хотела контактировать, то спустя несколько лет Франс Стиене смог научиться рейки в японском стиле непосредственно у учителя, который был членом этой ассоциации и преподавал Рейки явно за пределами ассоциации (3). Франс Стиене оказал большое влияние на развитие Рейки с 2000 года и является соучредителем Международного Дома Рейки и Международной Ассоциации Рейки Шибуми. Большая открытость Риохо Гаккай, возможно, была вызвана печальной критикой со стороны Фрэнка Арджавы Петтера и Тадао Ямагучи, в которой общество было названо умирающим в своей замкнутости. Однако довольно многое о методах Рейки, используемых обществом, можно прочитать в книге Фрэнка Арьявы Петтера «Das ist Reiki» (4).

Дзикиден Рейки. Итак, как я уже упоминал ранее, Рэйки оставалось скрытым от глаз общественности в Японии, пока не вернулось в Японию с запада. Тадао Ямагучи, чья семья практиковала Рейки на протяжении всей его сознательной жизни, работая на конгрессах по охране природы, встретился с другими учителями Рэйки с Запада и рассказал о своей матери, Чиёко Ямагучи (1921-2003), которая училась непосредственно у Чуиро Хаяси (5). По мере развития контактов с мастерами Рейки, практиковавшими в то время в Японии, Чиёко Ямагути было предложено продолжить преподавание Рейки, поскольку она, будучи непосредственной ученицей Хаяси, была очень близка к истокам Рейки. Чиёко Ямагучи вместе со своим сыном в 1999 году основала собственную школу Рейки, названную Дзикиден Рейки. Дзикиден означает прямое обращение от учителя к ученику или прямое обучение. Дзикиден преподает Рейки точно так же, как Чиёко и ее семья учились этому в свое время. Подробнее об истории семьи Ямагучи и применяемых техниках Рейки вы можете прочитать в книги (4),(5). Фрэнк Арджава Петтер связался с семьей Ямагучи, изучил Дзикиден Рейки, стал учителем и сегодня преподает Дзикиден Рейки вместо Западного Рейки. Фрэнк Арджава Петтер внес огромный вклад в исследование биографии Микао Усуи сэнсэя. Он нашел тетради, которые Микао Усуи дал с собой своими учениками (6), опровергнув тем самым популярные на Западе в то время утверждения о том, что ничего не записано. Позже, в сотрудничестве с Тадао Ямагучи, в последующие годы были переизданы методы Чуиро Хаяси по лечению конкретных заболеваний (7). Обе книги были переизданы с фотографиями, показывающими конкретные положения рук, и сегодня их можно купить на Amazon. И Фрэнк Арджава Петтер, и Тадао Ямагучи объясняют в своих книгах некоторые различия, обнаруженные сегодня между традиционным Усуи Рейки, практикуемым на Западе, и Дзикиден Рейки. Само обозначение рейки другое, поскольку, когда рейки вернулось в Японию с запада, ему было дано имя, которое произносилось одинаково, но писалось по-разному. Итак, поскольку я не изучала Дзикиден Рейки (в мои планы входит изучение хотя бы первого уровня где-то в ближайшие несколько лет), я буду использовать обозначения рейки в западном стиле, хотя оба автора убедительно описывают, насколько символично и красиво первое обозначение Рейки, которое никогда не покидало Японию. Интересно, что во время своих поисков в Японии Фрэнк Арджава Петтер встретил бывшего члена Риохо Гаккай, который ничего не знал о символе мастера. Семья Ямагучи также не использовала его, поэтому, по-видимому, его нет в Дзикиден Рейки. Присутствие учителя и совместная практика Рейки активируют энергетические центры ученика. С другой стороны, Фрэн Стиене, учившаяся у мастера Риохо Гаккай, снова использует символ мастера.

Фрэнк А. Петтер предположил, что дальнейшая судьба всех 20 мастеров Усуи неизвестна, не известны даже все 20 имена. Некоторые из них, должно быть, погибли в годы войны, некоторые выжили и сформировали будущее ядро Риохо Гаккай. Но также возможно, что, как и обнаружилась семья Ямагучи, где-то в Японии практикуются еще другие линии рейки в японском стиле.

Посередине между японским и западным стилем рейки есть еще как минимум две линии рейки.

Гендай Рейки, основанная Хироши До. Гендай Рейки означает «Современное Рейки». Хироши До сначала изучил Западное Рейки, а затем Рейки в том виде, в котором оно практикуется в Риохо Гаккай, и пришел к выводу, что Рейки западного стиля на самом деле не работает в Японии, а Рейки японского стиля невозможно практиковать на Западе5. Гендай Рейки – это попытка объединить две системы Рейки, сделав их приемлемыми в обеих частях света.

Комиё Рейки До, основанная буддийским монахом Чистой Земли Инамото Хякутеном[6], обучилась Рейки у Чиёко Ямагучи. Он создал свою собственную школу Рейки, основанную на принципе «лучше меньше, да лучше». Не нужно ничего усложнять. Комиё – свет или просветление, рейки – энергия вселенской вселенной, до – духовный путь или рост.

Я встретила группу **друзей Бруно Грёнинга**, когда заботилас о нескольких пациентов с БАС и рассеянным склерозом на последних стадиях. Бруно Грёнинг (30.5.1906)-(26.1.1959) был целителем и проповедником, использовавшим наложение рук. Несомненно, речь идет также об использовании универсальной жизненной энергии. Бруно Грёнинг начал брать большие деньги за свои сеансы, в том числе за сеансы группового исцеления, и он и его сотрудники начали продавать чудодейственные лекарства. Его освященными предметами обычно были бусы с обрезанными ногтями, волосами и тому подобным. Грёнинга неоднократно обвиняли в нарушении закона о врачевании и даже в непредумышленном убийстве. Известно несколько случаев, когда Грёнинг помог улучшить здоровье, но также много случаев, когда здоровье его пациентов резко ухудшилось, например, когда они перестали принимать инсулин. Видимо, в начала своей жизни Бруно Грёнинг жил нравственно правильную жизнь, посвящённую Богу, и таким образом в какой-то момент постепенно пришёл к активации своих энергетических центров. То, что произошло дальше, не понимая причин и считая себя чуть ли не очередным Мессией, было единым хаосом. Бруно Грёнинг умер молодым от рака, заявив, что ему пришлось уйти, потому что ему больше не позволяли лечить. Он обещал быть со своими последователями в духе и дать им избавление от недугов. Группы друзей Бруно Грёнинга действуют до сих пор, они в основном объединяют тяжелобольных людей, которым медицина реально помочь не может. Будучи помощником больных, мне приходилось сопровождать некоторых из них на собрания этой группы. По крайней мере, в этой группе вместо изображения Иисуса в качестве святых изображений стояли портреты Бруно Грёнинга, люди слушали записанные свидетельства других людей и обращались с молитвами к своему умершему целителю. Возможно, это кому-то поможет. Все люди, о которых я заботился, умерли, без исключения. Как с горечью рассказала жена одного пациента, в конце концов он не послушал врачей, надеялся только на Грёнинга.[7]

Кодекс исцеления(9). *The Healing code*. Книга, написанная американским священнослужителем и психологом доктором Алексом Лойдом совместно с доктором Беном Джонсоном, врачом, специализирующимся на лечении рака. Доктор Алекс Лойд, согласно его собственному рассказу в предисловии к книге, пережил момент откровения, сидя в самолете. С помощью своего метода он сначала вылечил собственную жену, страдавшую депрессией, а затем помог и другим. Здесь тоже нужно сначала работать с самим собой, подобно Рейки, чтобы лечить психологические категории памяти и поведения, которые делают нас больными. Энергия подается в голову, с расстояния нескольких сантиметров. Помогает при стрессах, психических заболеваниях, аутоиммунных заболеваниях и способствует более быстрому выздоровлению при многих других воспалениях и проблемах. Об этом методе могу сказать только хорошее. Много лет назад, когда я еще не практиковал Рейки, я использовала его, у меня тогда были серьезные проблемы с коленями. Ждать и болеть полгода времени не было, и я обошлась без операции. С помощью этого метода или без него я вылечилас. Во всяком случае, мне ясно, что здесь тоже используется универсальная жизненная энергия, и здесь она тоже работает на физическом плане только в сочетании с решением психологических и психических проблем.

Группы Рейки и группы, которые присвоили себе имя Рейки, потому что оно хорошо продается, очень разнообразны. Только что наткнулась в Интернете на тревожную статью о вредном использовании рейки в Башкирии[9].

На виду, там людей уговаривают отказаться от лечения и вместо этого, например, лечить опухоль только с помощью рейки, платя огромные деньги. Я уже говорила раньше – если вы серьезно заболели, обратитесь к врачу. Рейки может поддержать ваше тело в процессе выздоровления, но оно не заменяет современную медицину.

Говорят также, что там за активацию энергии Рейки платят огромные деньги. Степень мастера может стоить до 10000 долларов. Это ужасно, таких цен вы не найдете ни в Европе, ни в Америке. В некоторых случаях при работе с мастером очно, один на один, весь курс Рейки может стоить до 3000 евро. На очных семинарах может быть до 1500 евро. В заочной академии, такой как www.udemy.com, вы можете потратить, в зависимости от мастера Рейки, у которого вы обучаетесь, до несколько сотен вместе с активацией энергии до уровня мастера, которую обычно необходимо приобретать в дополнение к курсу. Рейки первой ступени обычно стоит около 50 евро, и его вполне хватит для вашей домашней аптечки.

Еще я читала, что в Башкирии группы рейки пытаются отдалить человека от его семьи и от его церкви. Если вы оказались в такой группе, вам нужно быстро дистанцироваться. Не слушайте утверждений, что их путь – правильный. Истинное Рейки не стремится разрушить вашу семью. Истинное Рейки не нацелено против вашу церковь и религиозные убеждения. И как только ваш учитель Рейки активирует ваши каналы Рейки, он не сможет закрыть их или иным образом наказать вас. Вам нужно следовать законам Рейки и здравому смыслу. Только вы можете определить, как их использовать. И только вам решать, продолжать ли общение со своим учителем Рейки или пойти своим путем.

Множество разновидностей рейки и тот факт, что вещи, которые не являются рейки, называются рейки, – вот почему серьезные учителя рейки хотят, чтобы вы прошли с ними все уровни рейки, начиная с первого. В большинстве случаев с оговоркой, что о принятии первой ступени от другого преподавателя Рейки можно договориться после предварительной беседы.

5 Законы применения.

Когда и как мы применяем Рейки? Есть ли какие-то предпосылки или запреты? Есть.

- Изучите Рейки шаг за шагом
- Не навязывайте никому Рэйки.
- Инициатива исходит от человека, которому нужна помощь.
- Не отдавайте Рейки просто так.
- Рейки – это система, требующая ответственности за себя. Рейки – это помощь для самопомощи.

Давайте пройдемся по этим пунктам шаг за шагом.

Изучите Рейки шаг за шагом.

Обучение Рейки шаг за шагом означает, что практикующий постепенно знакомится с основными принципами, техниками и энергетической работой Рейки. В этой области рост постепенный, ничего нельзя торопить, способность работать с Рэйки растет постепенно, в прямой зависимости от знаний человека. Все связано друг с другом, основные законы рейки, теория рейки, философия рейки и применение рейки. И все надо учить в определенном порядке, чтобы человек, который учится, понимал, что он вообще делает. Если кто-то обещает вам все три уровня Рейки за 3-х дневной семинар, то это несерьезно.

Не навязывайтес никому.

Всегда найдутся люди, которые скажут категорическое «нет». Каковы бы ни были их причины, их следует уважать. Если человек не хочет, значит, он не хочет. Он не хочет принимать энергию Рейки для лечения – это его выбор. Его свободная воля.

Да, но если человек не способен оценивать, хочет ли он энергии Рейки? Может быть, человек не способен понять, что такое Рейки и что такое энергия. Маленький ребенок, например. И даже тогда этот закон действует. Если ребенок по каким-то причинам чувствует, что энергия Рейки для него неприемлема, он ясно покажет это своим поведением. Ничего не меняется, если этого хочет мама, хочет папа и все остальные родственники этого хотят. Если ребенок ясно показывает, что не хочет, то не давайте ему рейки. То же самое и со старыми, психически больными людьми. Не стоит им даже начинать рассказывать о Рэйки, они все равно ничего не поймут. Но любой человек с деменцией Альцгеймера ясно покажет вам, нравятся ли ему ваша рука и поток энергии или они не для его.

Даже ваша собака или кошка ясно покажут, приемлема ли для них энергия, которую вы посылаете, или по какой-то причине она в данный момент их беспокоит. Выбор домашнего животного также следует уважать. Если они этого не хотят, мы этого не даем. Причины могут быть разные, и не важно, что эти причины кажутся вам неважные с вашей точки зрения. Со временем ситуация может измениться, но может и остаться прежней. Принимайте это.

Инициатива исходит от человека, которому нужна помощь.

Вы можете и должны сообщить, что практикуете Рейки и можете помочь. Но не путешествуйте по всему миру, навязывая Рэйки людям, которые могут с этим согласиться просто для того, чтобы вы прекратили промыть им мозги в их восприятии. Или согласятся, потому что боятся вас обидеть. Если ваши знакомые знают, что вы обучились Рейки, даже первой ступени, то они в любой момент могут обратиться к вам за помощью. Если они этого не сделают, это снова их свободная воля и их выбор. Можно вежливо предложить, один раз, ненавязчиво, и этого достаточно. Как бы вы ни хотели вмешаться, уважайте свободу воли человека.

Не отдавайте Рейки просто так.

Да, я уже упоминала, что история Микао Усуи, семь лет прожившего в трущобах, была популярна в западном мире. Говорят, что его высмеивали бедняки за то, что Усуи-сенсей всех лечил даром. Вы уже знаете, что эта история — неправда. Микао Усуи, вероятно, не просил денег у жертв землетрясения в Канто, потерявших все. Наградой в этом случае могла быть быстрый рост популярности ассоциации. Да, наградой могут быть деньги, но это не обязательно деньги. Если вы откроете свою практику Рейки, то наверняка будете брать деньги. Если вы отправите Рэйки своему ребенку, вашей наградой будет улучшение его здоровья. Если вы дарите рейки соседу, возможно, он поможет вам повесить новую лампу на потолок или возьмет вас с собой на прогулку. Возможно, он приносит вам из своего сада корзину яблок, которые ему самому не нужны, но пригодятся вам. А может быть, в начале пути вам нужно практиковать Рейки и вне семейного круга. Но вам это не нужно просто так. Это напоминает мне слова моего дяди: вы получаете то, за что платите. Другими словами, если вы будете делиться Рейки направо и налево без вознаграждения, то люди, во-первых, не оценят Рейки, посчитают ее бесполезной, а во-вторых, посчитают вас дураком.

Система, требующая самоответственности.

Другими словами, Рейки – это помощь для самопомощи. Я уже упоминала, что Рейки, другими словами, универсальная жизненная энергия, космическая энергия, активирует и поддерживает силы самоисцеления организма. Они у нас есть, и гораздо сильнее, чем мы думаем. Итак, надо понимать, что если мы сознательно разрушаем свой организм недостаточным сном, чрезмерным употреблением алкоголя, упорно подвергаем себя воздействию вредных веществ, то мы не можем рассчитывать на помощь Рейки. А чтобы Рейки действительно приносило вам пользу в долгосрочной перспективе, вы должны постараться следовать пяти законам Микао Усуи для счастливой жизни.

Пять законов счастливой жизни.

Только сегодня

1. Не сердитесь

2. Не волнуйтесь,

3. Будь благодарены

4. Честно выполняйте свои обязанности,

5. Будьте дружелюбны к окружающим вас людям.

Никто из нас не святой. Вам придется постараться жить по этим законам, но ясно, что в какой-то момент вы оступитесь. Понимая это, Микао Усуи добавил заметку – только сегодня. Повторяйте эти законы как обязательство утром и старайтесь следовать им в меру своей совести в течение дня. Если сегодня не получилось – завтра новый день, начните все сначала. Не волнуйтесь.

Первый закон. Только сегодня не злись, не сердись .

Как это понять? Ну а кто больше всего страдает от вашего гнева, когда вы вспоминаете неприятную ситуацию или действия другого человека?

Другой человек сейчас даже не думает о вас, но вы злитесь. Пульс учащается, давление повышается, организм приближается к знаменитому состоянию «бей или беги», только в цивилизованном обществе бежать некуда и бороться не с чем. Желудочного сока выделяется больше, могут возникнуть проблемы с желудком. Вам самому плохо, но другой человек, на которого вы злитесь, даже не знает об этом.

Если бы вы стояли перед ним, махая кулаками, и начали громко кричать… Скорее всего, тогда этот человек получил бы ваше сообщение о том, что вы злитесь, но у него не возникнет всех упомянутых выше проблем. Вы будете страдать больше. На что ты вообще злился? Что человек повел себя не так, как вы ожидали? Вы злитесь на свои несбывшиеся ожидания, а не на этого человека. Каким бы парадоксальным это ни казалось, возможно, вам следовало злиться на себя за то, что вы создали нереалистичные ожидания.

Оказывается, другой человек отличается от того, чего вы ожидали. Он тот, кто он есть на самом деле. Вы были тем, кто ожидал, что этот человек сделает что-то необычное для него. Что ж, вы нашли новую черту характера этого человека. Вам это может не понравиться. Что ж, теперь можно с большим пониманием судить, что это за человек. В ваших отношениях теперь больше честности. Не осуждайте этого человека за это ново открытое качество.

Здесь я напомню вам не очень приятную историю о крокодиловой реке, которую вы, возможно, слышали раньше. Когда-то Анна и Петерс жили на одном берегу реки, Янис и Юрис жили на другом берегу. Анна была помолвлена с Янисом. Река была полна крокодилов. Весенняя гроза снесла мост через реку. У Анны не было своей лодки, но ей нужно было добраться до Яниса. Анна поехала к Петерс, чтобы одолжить лодку. Питер не отдалет лодку даром, потребовал Анне переспать с ним. Анна не хотела, но понимала – иначе она никогда больше не увидит своего Яниса. Согласилась. Переправившись через реку, Анна пошла к Янису и рассказала о случившемся. Янис рассердился, прогнал Анну и велел ей больше не появляться. Анна ушла плача и по дороге встретила Юриса. Юрис спросил, почему Анна плачет. Анна рассказала. Юрис разозлился за жестокость Яниса и избил Яниса.

В этой истории нет ни одного по-настоящему положительного персонажа. А теперь подумайте и проранжируйте этих четырех человек, начиная с того, кто сделал хуже всех, затем следующего. Только потом читайте дальше.

Вы даже можете написать свой ответ ниже, но только в том случае, если вы не хотите давать текст другим, чтобы они ее позже прочитали.

Выстроили? Отлично.

Больше всего мы осуждаем в другом человеке именно то, за чего нам самим стыдно и что не хочется видеть в себе. Скорее всего, в подобной ситуации вы поступили бы точно так же, как персонаж, занявший первое место в вашем списке. Прежде чем кричать – нет, что за чушь, прислушайтесь к глубине своего сердца. Качества другого человека, которые нас больше всего злят, качества, которые мы осуждаем громче всего, — это качества, которые мы можем успешно подавлять, но которыми мы обладаем и которых стыдимся, которые мы, вероятно, не осмеливаемся открыто демонстрировать. Мы злимся на другого человека, но на самом деле мы злимся на себя. Поэтому своим гневом мы наносим наибольший вред себе, а не человеку, на которого направлен гнев..

Второй закон. Сегодня не волнуйся.

Дочь, возможно, выбрала неправильных друзей. Ну, а как там не волноваться? Сын не приходит домой из школы вовремя. Может быть с ним что-то случилось? Начальник странно смотрит на вас на работе. Не планирует ли он вас уволить? Или хотя бы попросить отказаться от давно заработанного отпуска. И вообще зарплата настолько низкая, что на оплату счетов не хватает. Ну тут вам ведь стоит побеспокоиться!

Теперь подумайте. Повлияет ли ваше беспокойство на то, чтобы ваша дочь начала выбирать правильных друзей? Нет. Вы ничего не добьетесь, но испортите себе жизнь бесполезными заботами. Это не значит, что вы должны быть равнодушны к выбору дочери. Но смиритесь с тем, что это жизнь вашей дочери и ее выбор, и перестаньте беспокоиться по пустякам, ведь переживая, вы ничего не добьетесь. Научитесь говорить себе каждый раз, когда начнете об этом думать: «Я не буду об этом думать сегодня и не буду сегодня об этом беспокоиться». Если вы видите, что что-то действительно нехорошо, то надо действовать, а не переживать напрасно. Возможно, вам стоит задуматься о том, почему ваша дочь выбирает таких друзей, каких жизненных ценностей ей не хватает, которые вы не научились передавать. Поговорите со своей дочерью. Но спокойно, без злости, без криков и запретов.

Сын не пришел, по вашему усмотрению, во время. Беспокойства начинает представлять всевозможные несчастья, которые могут случиться в пути. Наверное, это полная чушь. Автобус не приехал, остановился у друга поболтать, заговорился и потерял счет времени. Забыл сказать вам о запланированном мероприятии, совсем забыл, что он вам не сказал. Сидит в кинотеатре с выключенным телефоном и не слышишь ваших звонков. Беспокойство ничего не изменит, и в тот момент, когда станет ясно, что ничего не произошло, вместо той радости, которую следует ощущать, беспокойство приведет к гневу. Гнев приведет при из-за пустяков испорченных отношениях в семье. Если у вас действительно есть основания полагать, что на вашего сына кто-то напал по дороге, то принимайте меры. Но не волнуйтесь напрасно, сидение дома и волнование не принесет вам никакой пользы.

Со мной произошел забавный случай. Я договорилась со знакомой встретиться утром в определенное время. Она ждет меня. Но вечером, в переполненном метро, я заметил, что моя сумочка открыта, а телефона там нет. Телефон старый, не большая потеря. Утром я первым делом иду в телефонную компанию, беру новый телефон с тем же номером, старый телефон блокируется. Процесс занимает около полутора часов. В новом телефоне контактов, конечно, нет, сижу в метро и еду к знакомой. Моя знакомая, зная, что я обычно пунктуальна и не люблю опаздывать, и еще на полтора часа, вспоминает, что я сказал на прощание, что собираюсь купаться в Дунае. Итак, последнее, что она услышала, это то, что я иду купаться, а потом исчезаю и не отвечаю на телефонные звонки.

Когда я добралас до телефона, она больше не звонила. Она успела написать всем моим друзьям в Facebook, живущим в Австрии, и вызвала умеренную панику.

Да, что-то произошло. Телефон пропал. Но я все еще жива и здорова. Определенно было слишком рано думать о стоимости цветов на мои похороны.

Да, моя знакомая не просто забеспокоилась, она даже приняла меры. Но опасения оказались совершенно необоснованными и преувеличенными. Таким образом, действия из необоснованного беспокойства никому не принесли никакой пользы.

Босс странно на тебя посмотрел. Ну, вы представляете себе все возможные плохие сценарии. Возможно, вы даже не сможете спокойно спать по ночам. Знаете, может быть, взгляд был совсем по другой причине. Вы не являетесь центром мира для своего начальника. Смиритесь с этим! Начальник не знает, что он посмотрел на вас недружелюбно, странно или задумчиво. Возможно, в тот момент он думал о своей собаке и счетах за услуги ветеринара. Или о своем стоматологе. Допустим, начальник посмотрел на вас и обдумал сценарий, который был для вас неблагоприятен. Ваши беспокойства ничего не изменят. Абсолютно ничего, но подарит вам бессонные ночи задолго до того, как этот сценарий воплотится в жизнь, если вообще. Вы мало что можете изменить, так зачем вообще беспокоиться? Но если у вас есть серьезные основания думать, что вас уволят, возможно, пришло время действовать, начать искать другую подходящую профессию. Если весь ваш профессиональный коллектив находится в кризисе, может быть, попробовать что-то новое? Если вам приходится отказаться от запланированного отпуска, а это случалось не раз в прошлом, если у вас смехотворно низкая зарплата, значит, вас не ценят на работе. Кроме того, это несправедливо по отношению к вам. Я говорю о честности. Опять же, в мире существуют миллиарды других рабочих мест. Скорее всего, ваши опасения беспочвенны.

У вас есть тревожная мысль. Отпустите эту мысль и скажите себе, что не будете думать об этом сегодня.

Еще один пример.

Два тибетских монаха подходят к реке. Поток смыл мост. Течение быстрое. На берегу стоит женщина, ей тоже надо перебраться. Один из монахов позволяет женщине сесть к себе на плечи и переносит ее через реку. Женщина благодарит монахов и идет в одну сторону, двое монахов - в другую. Но другой монах явно расстроен. К тому времени, когда они останавливаются, чтобы выпить и перекусить, он совершенно разозлился.

- Как ты мог так поступить, - отругал он своего друга. — Ты духовный человек, и ты позволяешь этой женщине сидеть у тебя на шее и трогаешь руками ее ноги.

На это другой монах ответил:

- Я положил эту женщину на землю на берегу реки, а ты таскаешь ее целый день.

Беспокойства о том, не слишком ли неуместно поведение коллеги, испортила день монаху, но ничего не улучшила

Третий закон. Сегодня будьте благодарны.

Мы даже не задумываемся о том, за что нам нужно каждый день быть благодарными. Мы предпочитаем жаловаться на все, чего у нас нет. Мы принимаем как должное то, что имеем. Например, такая простая вещь, как – ходим, двигаемся, дышим.

Я встречала пациентов с БАС, которые больше не могли двигаться. Нисколько. Один из них сказал мне, что каждое движение – это благословение. Я всегда вспоминаю об этом, когда прихожу домой уставшая с работы и чувствую, что мне придется идти слишком далеко от трамвая. Я благодарна за возможность ходить.

Да, но за что должен быть благодарен тяжелобольной человек? Человек, которого я упомянула, был благодарен. Он часто это повторял. Благодарен, что сегодня система здравоохранения может найти средства для ухода за ним. Благодарен, что встретил свою девушку и провел с ней несколько счастливых лет, прежде чем заболел. Благодарен, что его девушка не бросила его. Благодарен всем, кто участвует в его уходе.

Ну а как же мы, здоровые люди? Мы считаем, что здоровое, вкусное питание, образование, жилье, медицинское обслуживание, общественный транспорт или личный автомобиль, возможность выехать за границу, два выходных в неделю, достойная оплата труда, возможность поехать в кино, в театр, на прогулку в парк, заняться спортом или творчеством, телефон, интернет – все это само за себя.

Начнем с еды. Даже сегодня миллионы людей страдают от голода. Будьте благодарны, если вы не принадлежите к ним. Можно пойти в супермаркет и купить, конечно, с учетом толщины кошелька, различные продукты с самыми изысканными вкусами

Если вы принадлежите к скромному среднему классу, то тому, что вы приносите на стол, вам может позавидовать любой средневековый король. Даже если ваш доход ниже среднего человека, вам не грозит опасность умереть от голода. Сможете ли вы поесть, не зависит от того, застрелите ли вы оленя из лука и стрел. Вы отправляетесь охотиться на супермаркет. Вы не потеряете возможности поесть хлеба, если прочитаете в газете, что град уничтожил окрестные поля. Даже если это ваше поле, вы должны иметь страховку, и сама по себе эта несчастье не приведет к тому, что вы потеряете дом и станете бродягой или, в худшем случае, умрете от голода. Будьте благодарны за то, что вы живете здесь и сегодня, и будьте благодарны за ежедневную еду.

Чистая питьевая вода. Мы принимаем это как должное. В развитых странах мы даже купаемся каждый день в практически питьевой воде, поливаем ею огород, чихаем во все стороны. Нет, это не само за себя. Есть места, где воду для питья приходится покупать. По одной бутылке на каждого. Есть места, где нет чистой воды. Вспомните, как часто всего несколько сотен лет назад эпидемии болезней вспыхивали в городах непосредственно из-за загрязненной питьевой воды.

Здравоохранение. Вернемся на 300 лет назад. Основным, а зачастую и единственным методом лечения было кровопускание. Также прикладывали пиявки для отвода плохой крови. Аппендицит, распространенная сегодня операция, часто становился причиной смерти. Молодые матери рисковали своей жизнью каждый раз, когда рожали ребенка. Детская смертность в то время была невообразимо высоким явлением. Я бы не хотела идти к стоматологу того времени. А человек, у которого развилось психическое заболевание, вообще не считался человеком. Правда, редко кто болел старческим маразмом, ведь и умирали раньше. Если кто-то дожил до 50 лет, то это уже хорошо.

Крыша над головой, но несчастный. У соседа квартира побольше и машина, а у одноклассника личный дом. Нет, крыша над головой – это не само собой разумеющееся, этому тоже следует радоваться. Раньше это было далеко не само собой. Ни работы, ни денег,- на улице со всеми детьми. 8-часовой рабочий день и два выходных в неделю? Даже сегодня это есть не везде. Оплачиваемый отпуск, пенсия по старости... Нет, пенсий раньше не было. Если не случилось родиться в богатой семье, то человек, который всю жизнь работал и ничего не откладывал, не пользовался никаким отпуском, мог бы оказаться в весьма незавидном положении. Следует отметить, что в прошлом семьи держались вместе, особенно в деревне, и старый, слабый человек мог рассчитывать на поддержку своих детей. Также уже в средние века, по крайней мере в Европе, в определенных местах появлялись различные формы социального обеспечения - детские дома, богадельни. Обычно это зависело от благосклонности местного правителя и духовенства.

Будьте благодарны за людьми, которые вам дороги и находятся рядом с вами. Будьте благодарны за дорогим вам людьми, которых больше нет рядом. За то, что они были в вашей жизни, за то, что проводили с ними время. Будьте благодарны также за людьми, которых вы больше не хотите видеть. Каждая встреча с ними чему-то научила. Будьте благодарны и этим людям за то, что они показали вам свое истинное лицо. Будьте благодарны за солнечный день. И дождю тоже радуйтесь за дождь, земле нужна вода.

В этот момент я хотела бы попросить вас взять лист бумаги и записать как минимум 10 вещей, за которые вы лично благодарны сегодня. Как только вы это сделаете, вы поймете, как много вам на самом деле дано и насколько вы должны быть за это счастливы и благодарны. Лучший способ практиковать свою благодарность — подумать вечером о том, за что вам пришлось быть благодарным сегодня, и записать это.

Четвертый закон. Сегодня честно выполняй свои обязанности.

Зарабатывайте свой хлеб честно. Правильный перевод этого закона является предметом большинства споров. Причина в том, что японские иероглифы, кандзи, можно переводить по-разному. Упрощенный перевод будет – выполняйте свои обязанности. Мой учитель сказал: будь сегодня честен. Я даже встречал объяснение – практикуйте (рейки) каждый день, медитируйте каждый день.

Когда мы читаем – исполняй свои обязанности, мы автоматически думаем об обязанности хорошо работать, студенту учиться, молодому человеку выполнять свой долг перед страной и идти на войну. Но это еще не все, что содержится в этом предложении.

Если у вас есть семья, у вас есть не только обязанность работать, но и долг перед своей семьей. И это не просто обязанность обеспечивать семью деньгами. Это обязанность проводить время со своим партнером, проводить время со своими детьми. У молодого человека может быть долг перед матерью, для матери он все. Если у вас есть друзья, то вы обязаны найти для них время и поддержать в трудную минуту. Или они не друзья.

Как все это звучит самоотверженно. Но... у тебя также есть долг перед самим собой. У вас есть время расслабиться? Хватает ли времени на любимые занятия? Этот японский кандзи также можно перевести как «живи своей жизнью».

Будьте честны в отношениях с близкими вам людьми и с самим собой. Все должно быть в балансе, это тоже справедливо. Если вы больше не можете спать из-за работы, если вы теряете отношения с важными людьми из-за работы, если вы не можете лишний раз уйти в отпуск, потому что вы нужны на работе, то это несправедливо по отношению к вам или вашей семье. Если это несправедливо, то вы больше не зарабатываете свой хлеб честно. Может быть, стоит уменьшить нагрузку? Может быть, вам нужно научиться делегировать обязанности и доверять своей команде, если вы находитесь на руководящей должности? Может быть, вам нужно научиться говорить НЕТ своему начальнику? Может быть, вам стоит сменить работу? Если ваша жизнь не сбалансирована, то это несправедливо по отношению к вам. Подумайте о том, что именно вы можете постепенно изменить.

Пятый закон. Будьте сегодня дружелюбны.

Какой простой закон. Постарайтесь быть дружелюбными и не ругайтесь в переполненном трамвае. Не ругайтесь на водителей за рулем других автомобилей, даже если они вас не слышат. Будьте вежливы с продавцом в магазине или с покупателем, если вы продавец. Улыбнитесь собеседнику, уделите ему свое внимание.

Это не значит, что вам придется весь день ходить с улыбкой Будды на лице. Но можно и вежливо попросить сесть в транспорте, если вы старше и молодой человек смотрит в окно. Также можно не выходить из себя и вежливо сказать, что в расчете цены произошла ошибка. И дома, конечно, вы должны быть дружелюбны. Терпение может в какой-то момент пропасть, но в принципе все проблемы, как в семье, так и с соседями, можно решить без криков.

И не просто улыбайтесь, научитесь в сердце желать добра людям, которых встречаете сегодня. Относитесь к ним хорошо. Мало улыбнуться и потом за спиной пожелать плохого или показать язык, человек этого не видит, не знает этого. А то, чего ты не знаешь, не болит. Но так не честно. Нет, вы почувствуете себя хорошо только в том случае, если действительно желаете этим людям добра и хорошо к ним относитесь.

Да, а что, если подруга скажет, что сегодня она чувствует себя так, словно стала на десять лет старше? Согласитесь по-дружески, что она выглядит именно так? Потому что это тоже было бы честно и, следовательно, в соответствии с Рейки? Вы всегда можете сказать, что сказали только правду. И хорошо, что подруга правильно оценивает ситуацию. Нет, это не совсем дружелюбно. Быть дружелюбным – значит проявлять интерес к человеку, который приходит к вам со своими проблемами. Что заставляет ее так себя чувствовать? Может, она плохо спала? Есть еще проблемы?

Попробуйте жить по этим пяти законам счастливой жизни. Утром вспомните, что это за законы. Если это поможет, прочитайте их вслух. И если вам случится отклониться от них в течение дня, не волнуйтесь. Третье правило – не волнуйтесь. Постарайтесь хорошо провести остаток дня и начать завтра все сначала.

Часть II

Практическое применение.

Что нужно для вашей практики.

Если вы дочитали до этого места, у вас уже есть теоретические знания. Практика последует немедленно. Также есть упражнения, которые помогут научиться чувствовать поток энергии. Медитация тоже помогает прояснить мысли. Старайтесь жить по законам Рейки.

Вам нужен учитель, мастер Рейки, который поможет активировать ваши энергетические каналы Рейки. В детстве эти каналы открыты для всех, но позже, где-то в возрасте от 6 до 9 лет, они обычно закрываются. Мастер Рейки активирует ваши энергетические каналы, чтобы вы могли получать жизненную энергию и быть каналом этой энергии, исцеляя себя или других. Лишь немногие люди, живя практически всю свою жизнь по законам Рейки, способны открыть собственные энергетические каналы.

Где найти учителя Рэйки? Для меня это было проблемой. Когда я впервые услышал о Рейки, я поняла, что хочу этому научиться. Не было возможности ходить на семинары. К счастью, Рейки теперь можно изучать заочно, через онлайн-курсы или даже читая книги, когда вам будет удобно, а также вы можете найти учителя онлайн. Энергетическая активация также часто осуществляется удаленно. Чего еще ожидать от учителя? Во-первых, у него самого есть сертификат учителя Рейки с написанной на нем линией передачи учителя. В моем сертификате, конечно, как и во всех европейских или западных сертификатах практикующих Рейки, линия учителей начинается с Микао Усуи, вторым указан Чуиро Хаяси, а за ним следует Хавайо Таката. Следующим учителем в очереди у меня значится Бетал Файт. В конце списка — моя непосредственная учительница Клаудия Детен, учившаяся у Лизы Пауэрс. учителя предоставят вам всю необходимую информацию для обучение Рейки. И, конечно же, вы получаете от учителя подписанный учителем сертификат о том, что вы прошли соответствующую степень Рейки.

Где найти учителя? Меня например можно найти на Facebook, есть, например, группа Усуи Рейки и Кундалини Рейки в Facebook. Еще у меня есть сайт https://www.daigareiki.com/ и курс в онлайн-академии https://www.udemy.com/. В этой онлайн-академии вы также найдете других учителей Рейки, курсы в основном ведутся на немецком и английском языках.

Какой уровень Рейки вам нужен? Люди часто говорят, что пойдут на лечение к мастеру Рейки. Не обязательно. Ты пойдешь, значит, ты будешь получать энергию лично, а значит, ты можешь получить ее и от человека, освоившего первую степень. Я бы сказала, что первая степень полезна абсолютно всем. Если, скажем, четырех сеансов рейки достаточно, сходите к практикующему рейки. Если вы хотите получать Рейки регулярно, освойте первый уровень самостоятельно. Первого уровня в домашней аптечке многим хватит. На втором уровне Усуи Рейки вы научитесь использовать три символа Рейки. Первый — это усиление потока энергии. Второй – символ духовного влияния. Третий символ позволяет отправлять энергию удаленно. Если часто необходимо отправлять энергию на расстоянии, скажем, близким, рекомендуется второй уровень. Третий или мастер-уровень – это скорее уровень саморазвития. Тут возникает вопрос – нужно это или нет? Степень мастера не означает, что ваш поток Рейки теперь будет сильнее. Человек, получивший первую степень и практикующий Рейки ежедневно в течение нескольких лет, может иметь более сильный поток энергии, чем человек, получивший степень мастера несколько лет назад и практикующий Рейки лишь изредка. Вы получаете символ мастера, но ваше дальнейшее развитие зависит в первую очередь от вас самих.

Балансировка собственной ауры.

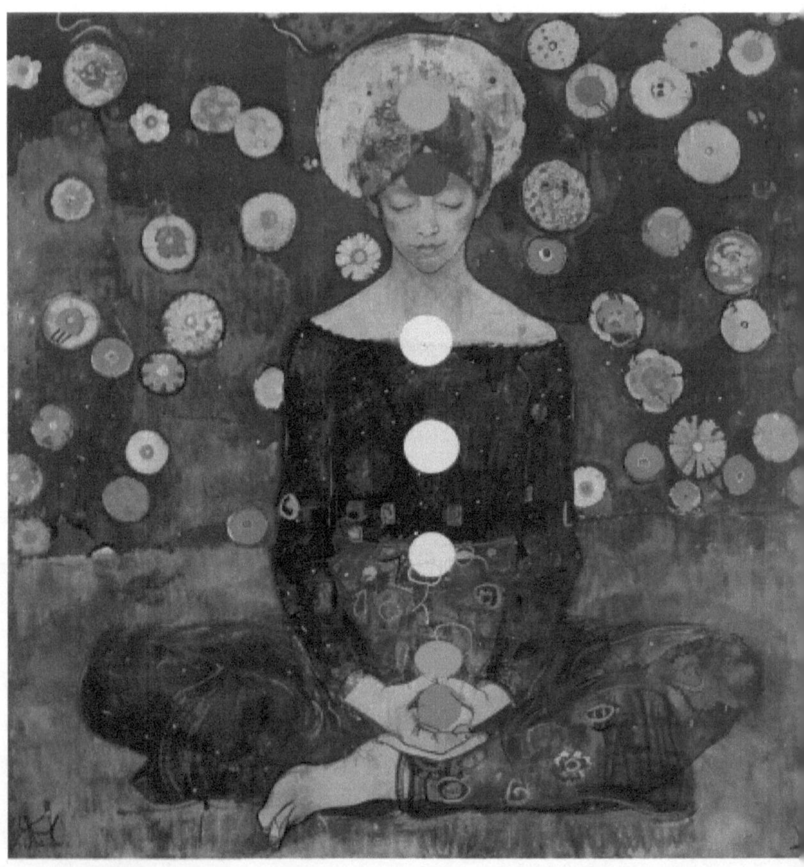

Я не стану здесь подробно описывать ауру человека – энергетическое поле, окружающее человека. Об этом написаны отдельные книги, причем в достаточном количестве.

Однако я посвящу несколько слов каждой из чакр. Итак, чакры — это энергетические центры в человеческом теле. Я долго не хотела принимать это наименование, пришедшее из Индии. Но каждый раз упрямо говорить - энергетический центр в теле человека, отвечающий за энергетический обмен между человеком и Вселенной... Может, лучше остаться с чакрами. Да, эти обозначения пришли из Индии, они были приняты и буддизмом как чрезвычайно полезные, но на самом деле информацию о чакрах люди в древней Индии получали накопленным опытом или как откровения в процессе медитации.

1. Базовая или корневая чакра, муладхара, обычно ассоциирующаяся с красным цветом, на самом деле очень важна. Это связь человека с Землей. Если эта чакра недостаточно развита, человеку не хватает чувства основы и стабильности. Так что безопасности и уверенности в своих силах тоже нет. Иногда ошибочно полагают, что нижние чакры и так открыты для всех, а внимание уделяется только высшим чакрам. Как уже видно из описания, без фундамента в жизни и безопасности многого не добиться. Вы наверняка встречали достаточно неуверенных в себе людей. Они могли бы добиться гораздо большего, но им не хватает смелости. К сожалению, многим людям закрыть эту чакру помогают собственные родители, а позже и учителя в школе. Не выпрыгивай, не выделяйся из толпы, никто так не делает, что ты себе опять позволяешь... Ну, и достанется тебя... А человек остаётся серым , делает все, как ему говорят, делает, как все, и больше всего боится наказания, если что-то пойдет не так. Ну какая там еще стабильность.

2. Сакральная чакра, свадхистана, связана с оранжевым цветом и отвечает за жизненную силу организма, а также за страсти, сексуальность и радость. Здесь сразу видно — дисбаланс сакральной чакры снижает жизнеспособность организма в целом. Это серьезные проблемы со здоровьем. И жизнь с минимальной дозой радости. Эта чакра также отвечает за насилие в случае чрезмерной активности. И, конечно же, она также отвечает за

сексуальную жизнь человека, в случае дисбаланса та либо исчезает, либо слишком активна, человеку уже не хватает семьи. Он не хочет никому зла, просто ничего не может с этим поделать, он становится рабом своих страстей.

3. Чакра солнечного сплетения, манипура, связана с волей и решительностью, обычно изображается желтым цветом. Ее также можно назвать чакрой психической энергии. В случае дисбаланса у человека либо отсутствует сила воли и он не способен ставить цели, либо он становится чрезмерно властным, даже деспотичным и навязывает свою волю другим. Эта чакра также отвечает за любовь к семье, желание заботиться о близких и радость, удовлетворение, связанные с благополучием близких.

4. Сердечная чакра, анахата, связана с безусловной любовью и представлена зеленым цветом. Сострадание и нежность, которые мы испытываем к людям, независимо от того, принадлежат ли они к нашему ближайшему кругу, семье или нет. Любовь к родному краю, к природе, к планете, по которой мы идем. Человек, у которого эта чакра слабо развита или закрыта, становится резким, нетерпимым, часто высокомерным. У него полностью отсутствует способность сопереживать, он не способен понять боль и проблемы другого человека.

5. Горловая чакра, вишудха, связана со способностью человека выражать свои мысли в устной или письменной форме. Обычно его изображают светло-голубым цветом. Человек с заблокированной горловой чакрой боится высказывать свое мнение, не умеет творчески писать, часто боится перемен и поэтому не способен изменить свой образ жизни, даже если видит, что ему следует это сделать. К сожалению, большинство людей сурово наказываются за выражение своего мнения еще в детстве.

В дальнейшей жизни обычно никто не ожидает мнения от студента, от военного, от бухгалтера, от медсестры... И шейная чакра блокируется. Большинство уже в школьные годы.

6. Лобная чакра, аджна, часто называемая чакрой третьего глаза, изображается темно-синим или индиго. Эта чакра отвечает за ваши мечты и интуицию, за вашу способность визуализировать, за ваше творчество. Еще не сказано, что вам следует сразу стать художником, если эта чакра открыта. Но люди с заблокированной этой чакрой обычно не интересуются искусством и культурой. Если и есть интерес, то только в денежном выражении – сколько стоит, престижно ли выглядит, можно ли хорошо продать. Нет сны, ведь они отражают наши мечты, но они являются важной частью нашего сна, даже если мы не помним их, когда просыпаемся. В случае блокировки этой чакри типичны бессонница или нарушения сна, а также мигрени.

7. Коронная чакра, сахасрара, изображается белым или светло-фиолетовым цветом. Она дает ощущение единения с энергией Вселенной, с окружающей средой, отвечает за сострадание, доброту, мягкость и решительность. Кажется, человек может жить вполне хорошо, даже если эта чакра недостаточно раскрыта. Однако, как видите, связь с окружающей, вездесущей духовной жизненной энергией с помощью Рейки имеет свои преимущества. Кроме того, эта чакра усиливает общие хорошие черты вашего характера.

Помимо этих основных чакр, у человека есть множество дополнительных чакр или энергетических центров, через которые мы получаем и передаем энергию.

Упомяну только глаза, плечи, локти, руки, колени и ступни.

Балансировка наших чакр также дает нам ровную, здоровую ауру. Для полной балансировки чакр вам понадобится 20 минут. Плюс некоторое индивидуальное время, которое может потребоваться, чтобы сосредоточиться на потоке Рейки. Одному достаточно сделать несколько глубоких вдохов и выдохов и расслабиться, другому, возможно, потребуется 10 и более минут медитации.

Выравниваем чакры попарно. Сначала подаем энергию рейки одновременно одной рукой в теменную, а другой в корневую чакру, в течение 5 минут. Затем подаем энергию рейки одной рукой на лобовой, другой на сакральную чакру, опять же на пять минут. После этого подаем энергию Рейки в течение пяти минут одной рукой на горловуя чакру, а другой на чакру солнечного сплетения. В конце кладем обе руки на сердечную чакру и пять минут даем энергии Рейки сердечной чакре.

Вот и все. Как просто! Выравнивание чакр следует проводить не реже одного раза в неделю.

Общая характеристика применения.

Рейки – это жизненная энергия. А жизненная энергия всегда положительна. Посылая Рейки, невозможно посылать чего то негативного. Вы всего лишь канал, который получает и передает космическую жизненную энергию. Вы не посылаете свою энергию, а также не получаете от другого человека его, возможно, негативную энергию. Не нужно бояться. При личном даче Рейки руки кладутся прямо на получателя Рейки. Получатель Рейки одет, энергия течет туда, куда ей нужно, в том числе через одежду. Рейки, Жизненная энергия, можно сказать, разумная, она находит, где необходимо исцелиться. Однако есть преимущество в том, чтобы точно знать, где лечить. Иначе может получиться как полив ямы в огороде только с одного конца. Вода течет и растекается по садовой почве, но не успевает добраться до самого жаждущего растения на другом конце грядки. На первом уровне рейки я в основном рассматриваю применение рейки ко всему телу, что, безусловно, полезно для улучшения общего состояния здоровья, но вы можете дольше направлять энергию рейки непосредственно на больную область.

Давая Рэйки другому человеку, сначала выясните, комфортно ли ему, когда вы прикасаетесь к нему повсюду руками. Лучше и эффективнее, если вы сможете положить руки прямо на него, но если нет, то вы можете держать руки на расстоянии нескольких сантиметров от него. Необходимо уважать возможный страх человека перед прикосновением или его религиозные запреты.

Рейки считается самым щадящим методом исцеления и его можно использовать во время беременности без каких-либо опасений. Однако возможны побочные эффекты. По мере очищения организма поначалу может что-то усиливаться, в процессе очищения может появиться насморк или легкая диарея. Японское Рейки выполняет энергетическое выравнивание после сеанса Рейки, чтобы предотвратить или хотя бы уменьшить побочные эффекты. Выравнивание энергии четко описано в нескольких книгах, я не вижу причин, по которым европейское Рейки не может это сделать, ведь активированный поток энергии один и тот же. В любом случае, это не повредит. Однако будьте осторожны. Ни при каких обстоятельствах не прекращайте прием лекарств, назначенных врачом, если вы используете Рейки. Если Ваше самочувствие улучшится, сообщите об этом врачу, доза препарата может быть уменьшена. Не экспериментируйте с собственным лекарством. Некоторые пользователи Рейки выразили сомнения по поводу диабета. То есть, если ситуация улучшится, но человек будет получать ту же дозу инсулина, проблем будет. Я думаю, что обеспокоенность здесь преувеличена. У диабетиков в настоящее время регулярно контролируют уровень сахара, если уровень сахара начнет падать, то это будет происходить медленно и регулярный мониторинг это покажет. Тогда врач также может уменьшить дозу инсулина. Здесь я подчеркиваю - врач. Не начинайте экспериментировать с инсулином самостоятельно.

На заре Рейки его использовали главным образом для улучшения состояния человеческого разума и тела. Довольно скоро к ним добавилось использование рейки для энергетического очищения помещений, энергетической зарядки воды и еды или очищения от чужой энергии. В Европе сферы применения Рейки расширились еще больше.

Итак, сферами применения Рейки являются:

- При лечении заболеваний,
- Чтобы сохранить здоровье,
- Помощь другими людьми,
- Энергетическая очистка пищевых продуктов,
- Энергетическая очистка воды,

- Энергетическая очистка дома, одежды и предметов,
- Для животных,
- Для растений,
- Для предметов.

Применение Рэйки к себе.

При любом применении, по отношению к себе или другим, сначала вымойте руки, чтобы освободить их от посторонних энергий, которые прилипли к ним в течение дня. Сосредоточьтесь на потоке энергии Рейки. Это может быть так же просто, как расслабиться и сделать десять глубоких вдохов и глубоких выдохов, или это может быть короткая медитация. Вы даете Рейки пассивно. Это не ваша энергия, вы просто позволяете ей течь через вас. Так что вам не нужно ничего делать.

1. Положите руки.
2. Наблюдайте за потоком энергии.
3. Расслабьтесь.

При каждом применении, как для себя, так и для других, энергия Рейки сначала подается в голову. Голова отвечает за работу всех наших органов. Руки держим в каждой позиции по три-пять минут.

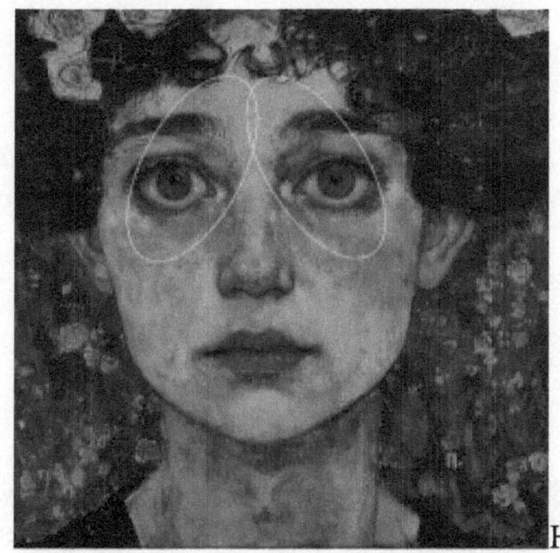

На 1-й позиции держим руки над глазами, пальцы соприкасаются надо лбом, в области третьего глаза энергия принимается лобной чакрой.

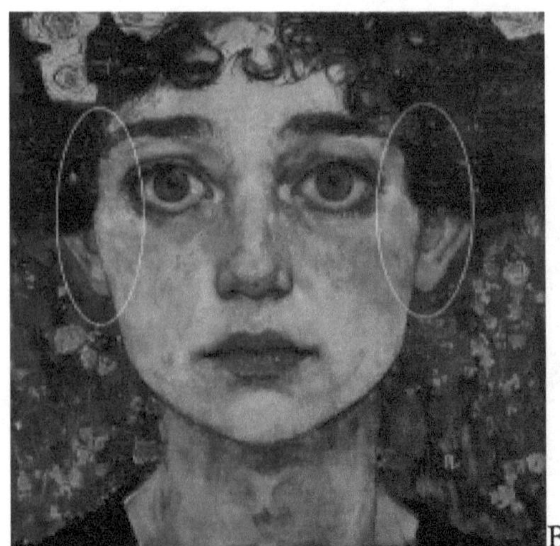

Во 2-й позиции прижимаем ладони к вискам, уши прикрыты, пальцы направлены вверх.

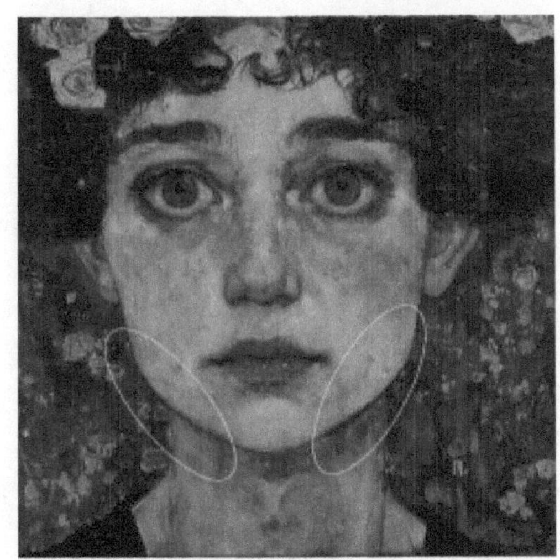

В 3-й позиции ладони находятся по обе стороны от подбородка, пальцы направлены вверх.

В 4-й позиции обе руки лежат друг над друге на затылке.

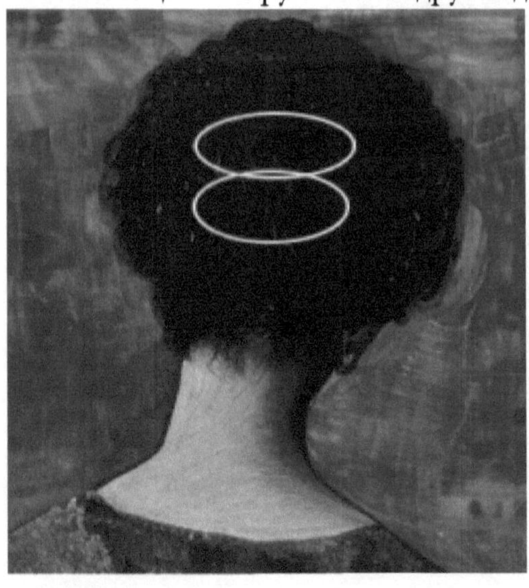

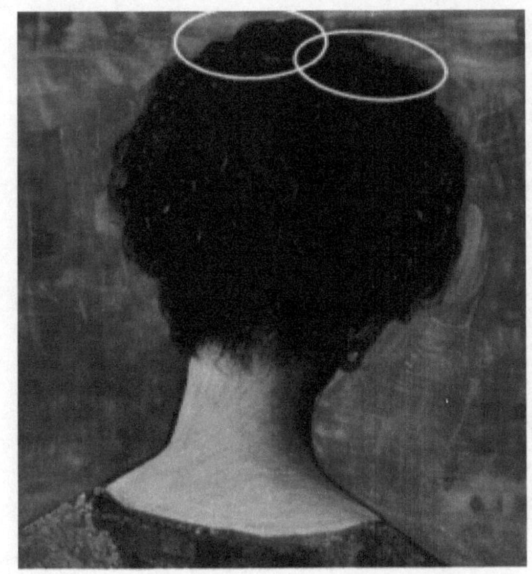

В 5-й позиции ладони находятся над головой, энергия подается в теменную чакру.

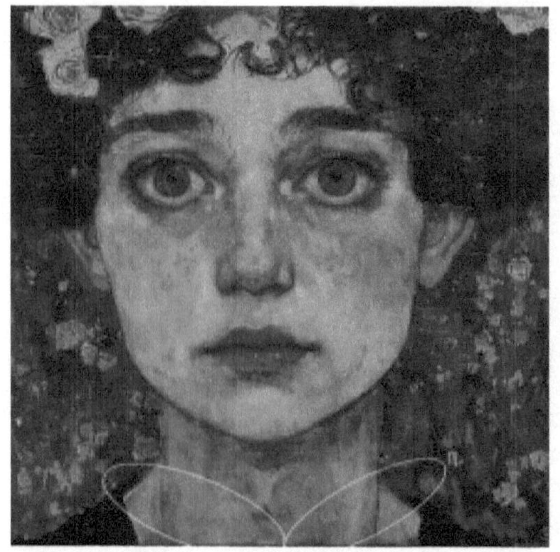

В 6-й позиции ладони обращены друг к другу, горловая чакра получает энергию.

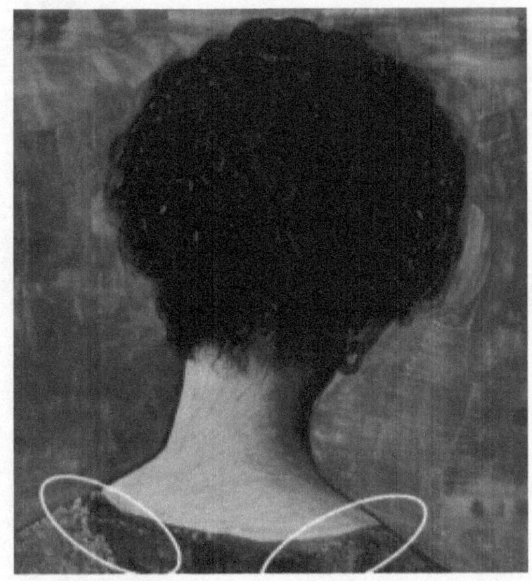

В 7-й позиции кладем руки на плечи, верхняя часть спины и плечи получают энергию.

Затем происходит энергизация всего тела, всегда сверху вниз, спереди назад, ориентироваться по другим чакрам..

Затем происходит энергизация всего тела, всегда сверху вниз, спереди назад, ориентироваться по другим чакрам..

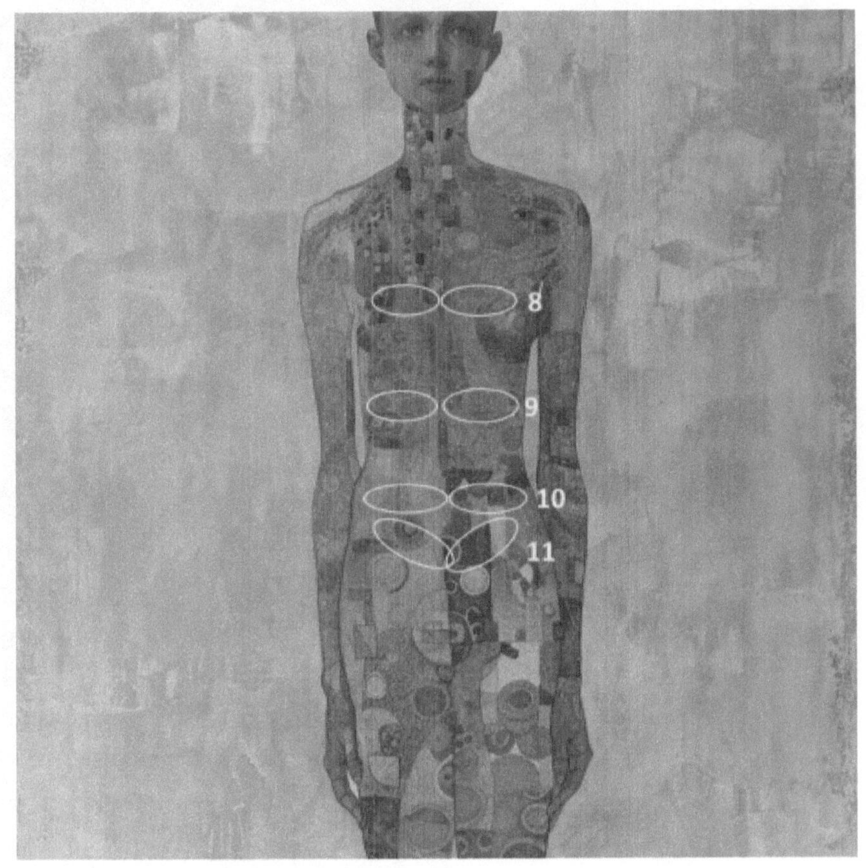

В 8-й позиции энергия принимается сердечной чакрой и сердцем, руки обращены друг к другу.

В 9-й позиции чакра солнечного сплетения и все органы вокруг нее получают энергию, руки обращены друг к другу.

В 10-й позиции сакральная чакра получает энергию, руки обращены друг к другу.

В 11 позиции энергия принимается базовой чакрой, руки наклонены, кончики пальцев соприкасаются.

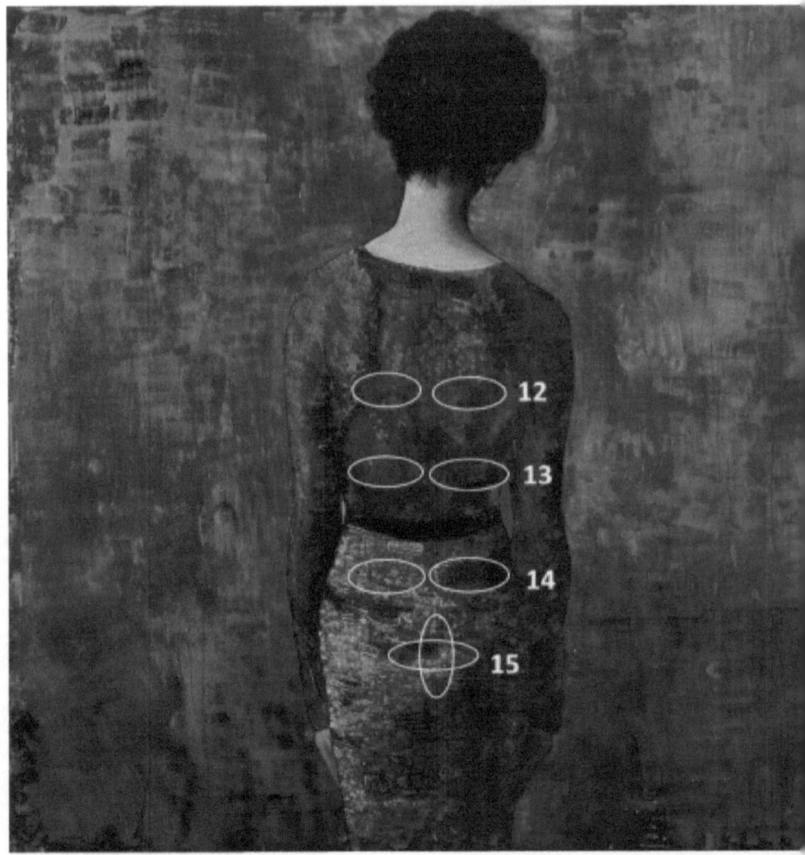

12-я позиция является оптимальной. Вероятно, вы не сможете дотянуться, в лучшем случае ваши руки будут скошены. Фрэнк Арджава Петерс упоминал в одной из своих книг, что можно также расположить руки ладонью наружу, тогда это будет проще и знать, куда течет энергия. Я сама думаю, что поток энергии в этом случае слабее, возможно, это просто мое воображение. Но, возможно, слабое лучше, чем ничего.

В 13 позиции мы снова направляем энергию в чакру солнечного сплетения и в спину, которая находится в этой области.

В 14 позиции сакральная область и сакральная чакра получают энергию.

В 15-й позиции руки скрещиваются одна над другой, и энергия направляется в базовую чакру. Если вы не можете скрестить руки, поместите их по диагонали друг к другу, соприкасаясь кончиками пальцев.

Далее даем энергию ногам.

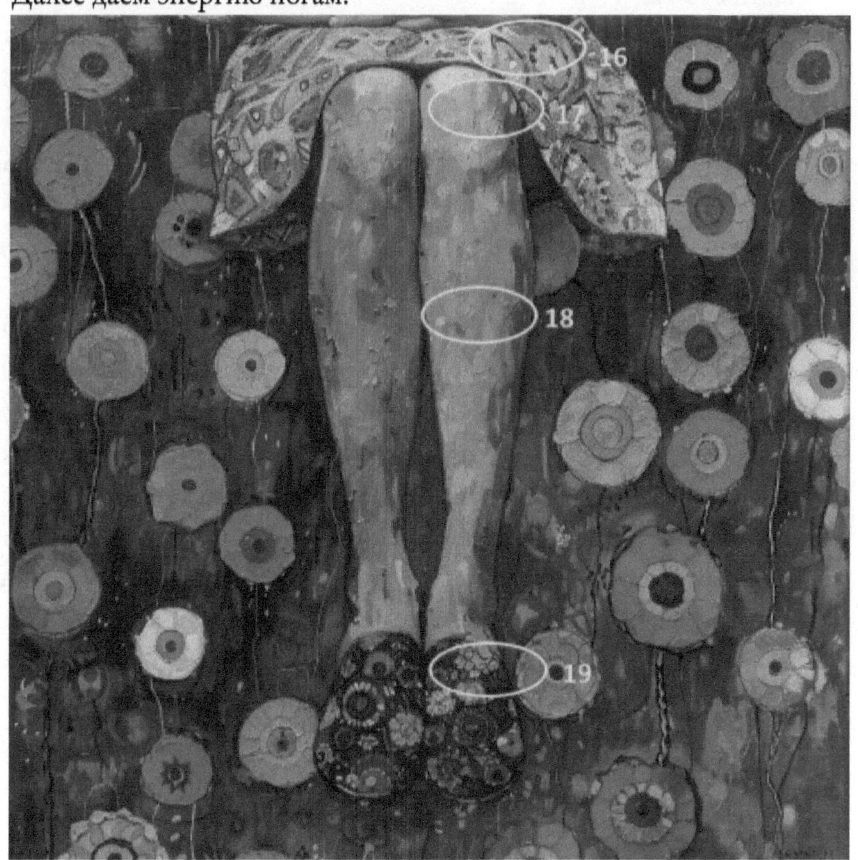

Здесь следует отметить, что каждое положение мы повторяем сначала для одной ноги, затем для другой ноги, поэтому выполняем его дважды.

16 позиция, энергия принимается бедрами. Сначала одну ногу, потом другую. Положите одну руку на верхнюю часть ноги, другую на нижнюю.

17 позиция – колени, обе ноги обрабатываем одинаково.

В 18-й позиции Рейки получает голень сначала одной, затем другой ноги.

В 19-й позиции энергия принимается стопами, но тапочки снимите. Одна рука на верхней части стопы, другая на нижней части стопы.

В 20-й позиции оптимально в конечном итоге возвращаемся к сердечной чакре и даем ей энергию.

После напряженного рабочего дня сеанс Рэйки всего тела избавит вас от стресса и обеспечит спокойный ночной отдых. Процедуру всего тела энергией Рейки оптимально проводить не реже одного раза в неделю, она улучшает общее состояние организма и снижает стресс, помогает при бессоннице.

Хотя бы по этой причине каждый должен освоить первую ступень Рейки. Вы, конечно, не будете посещать практикующего Рейки каждую неделю. Ведь это тоже стоит денег, зачастую один сеанс стоит почти столько же, сколько вы заплатили бы учителю за активацию Рейки первой ступени. Потом вы отправитесь в путешествие, ну а практикующий рейки, достигший второго уровня, может по договоренности отправить вам рейки удаленно. А вам следует расслабиться и быть готовым получить Рейки в назначенное время. Вам трудно планировать заранее во время путешествия. Конечно, вы также можете пропустить сеанс, где говорится, что вам следует регулярно заботиться о своем здоровье.

Дополнительные опции.

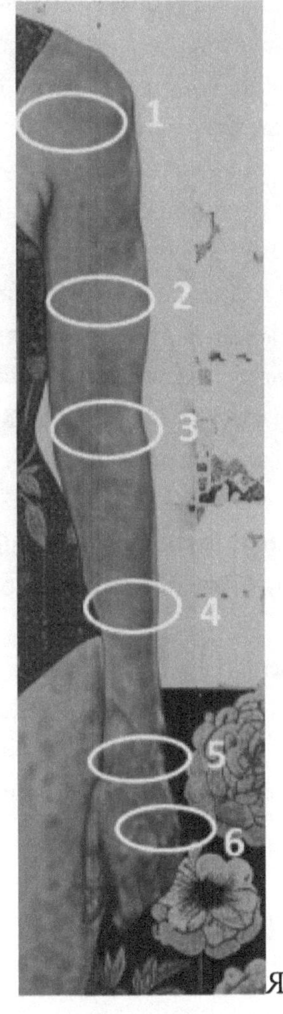

Я рассмотрела 20 стандартных позиций, которые следует включить в стандартный курс первого уровня Рейки. Но существуют варианты, и нет причин, по которым вы не могли бы использовать их в своей практике после того, как освоите Рейки. Например, я уже упоминал, что на руках тоже есть энергетические центры. Лечение рук с Рейки не входило в стандартные позиции. Что делать, если болит рука? Можно, конечно, дать энергию ноге и надеяться, что она перейдет в руку. Может быть, это поможет, потому что улучшит общее самочувствие организма. Однако я бы рекомендовала подавать энергию непосредственно в руку. Лучше всего для обеих рук. Часто, если одно плечо болит, то и другое не совсем здорово. Но вы этого не замечаете, потому что сосредотачиваетесь на плече, которое болит сильнее. Тогда может случиться так, что, сосредоточив внимание на одном плече и улучшив его состояние, боль проявится и в другом плече. Поэтому, давая Рейки в одну руку, лучше всего давать ее и в другую. Это касается напряжения мышц, воспаления суставов, скопления воды в руках. Конечно, если одна рука была повреждена в результате несчастного случая или операции, то вы можете давать энергию только пораженной руке, чтобы помочь ей зажить. Вероятно, даже при подаче энергии всему телу в более тяжелом случае можно использовать только одну руку. На картинке вы можете увидеть еще 6 возможных позиций.

1-я позиция, даем Рейки на плечо, руку располагаем удобно перед плечом.

2-я позиция, даем рейки на предплечье.

3-я позиция, рейки прикладывается к локтю, ладонь располагается над локтем.

4-я позиция, рейки подается на нижнюю часть руки, рука удобно охватывает его сверху.

5-я позиция, даем рейки запястью.

6-я позиция, прикрываем ладонь с внешнего края, придаем энергии ладони. Возможная модификация – одна ладонь кладется на другую.

Те, кто меня знает, знают, что у меня время от времени возникают проблемы с левой рукой, и знают, почему. Поэтому лично для меня важна дополнительная обработка рук. Я была рад обнаружить и прочитать, что Франс Стиене (3) описал это в своей книге точно так же, как это делаю я.

Следует отметить, что японское рейки, а конкретно дзикиден рейки, является наиболее специализированным в лечении конкретных заболеваний с помощью рейки. В ходе своего исследования происхождения Рэйки в Японии Фрэнк А. Петтер получил руководство (6), которое Микао Усуи дал своим ученикам. Эта книга опровергает распространенное на Западе убеждение, что ничего не записано. Ф.А.Петтер опубликовал это руководство, дополненное рисунками, показывающими положения рук, рекомендованные Микао Усуи при конкретных заболеваниях. Еще более подробно положения рук описал Чуиро Хаяси (7), который сам был врачом и лучше знал человеческое тело и симптомы различных заболеваний. Фрэнк Арджава Петтер совместно с Тадао Ямагучи позаботились о переиздании этой книги, дополненной иллюстрациями и более понятными для жителей Запада пояснениями. Конечно, я не стану здесь переписывать все техники Рейки для конкретных заболеваний. Но приятно знать, что они есть. Желающие могут найти книгу в интернет-магазине Amazon и, возможно, где-нибудь еще. Я сама являюсь представителем так называемого рейки западного типа, однако в какой-то момент посетить семинар и получить хотя бы первую степень по техникам дзикиден рейки — в моем списке дел. Именно потому, что, в то время как западное рейки нашло огромный спектр применения рейки во всех сферах жизни, дзикиден рейки фокусируется непосредственно на специализированном лечении. Эти семинары проводятся только очно, поэтому, прежде всего, мне нужно время, которого у меня пока нет, работая полный рабочий день. Я хочу провести отпуск с семьей. Плата за участие в несколько сотен евро — это пока самая маленькая часть расходов, я не жалуюсь, организатор платит еще и за помещение. Еще есть расходы на дорогу, гостиницу и т. д. Но самое дорогое для меня сейчас – это время.

Помню, как вначале я всегда старалас точно выполнить все 20 положений рук. Если нет времени на час, лучше вообще не начинать. Чтобы выполнить выравнивание чакр, достаточно 20 минут. Обе вышеупомянутые книги вдохновили меня применять Рейки именно там, где это необходимо. Итак, однажды ночью, когда я работала в ночную смену и почувствовала усталость, у меня начала болеть голова, между звонками обитателей дома престарелых и стандартным ночным обходом я села в удобное кресло и начала давать рейки своей головой. Помогло. Кроме того, в процессе я вспомнил, что именно этим я и занималас, с большим или худшим успехом, в подростковом возрасте, когда меня часто мучили головные боли. Обычно помогало. После этого я как бы перестала, видимо стала больше доверять таблеткам. Все так делали. Видимо я пользовалась тем же Рэйки, сама того не зная, никогда не слышала такого слова. Я уже даже не знаю, пришла ли я к этому чисто интуитивно, или, может быть, научилас.

Да, отсюда следует, что вы можете допускать изменение положения рук в зависимости от ваших ощущений, интуиции, конкретной ситуации и потребностей. Кроме того, если вы прошли лечении Рейки всего тела и внезапно обнаружили, что у вас отсутствует одна позиция, помните второй закон Рейки и не паникуйте. Нет необходимости начинать все сначала.

Оптимальные условия для практики.

Да, обычно все рекомендуют найти спокойное, тихое место, где вас никто не потревожит. Это может быть ваша спальня, может быть красивое место на природе, а может быть и что-то совсем другое. Каждый должен выбирать индивидуально. Если в доме маленькие дети, о тихом месте днем можно забыть. Может быть, вечером, когда все спят и вы тоже отдыхаете в постели. Может быть, вам нужно побывать на лесной поляне и послушать пение птиц. Выберете ли вы берег моря? Если вам это поможет, вы также можете включить спокойную расслабляющую музыку или сыграть дома пение птиц. Если хотите, можете зажечь ароматическую свечу. Но будьте осторожны с комнатными ароматами, если даете Рейки кому-то другому. Может случиться так, что другой человек найдет выбранный вами аромат тревожным. Как я уже говорила, одному человеку нужно несколько спокойных вдохов, другому — короткая медитация, чтобы начать давать рейки. Все это не является обязательным. Я люблю дать себе рейки летом после купания в озере и не против быть рядом со счастливыми детьми.

Я хочу выступить против тех, кто считает, что если надо посидеть и час дать себе рейки, то можно и посмотреть сериал. Главное правило – энергия следует за вниманием. Если ваше внимание будет на сериале, а не на потоке энергии, то ничего плохого не произойдет. Вы посмотрите серию и передвинете руки. Рейки вы, конечно, себе не дали, потому что энергия была сосредоточена на серии, а не на вас и вашей руке, через которую течет энергия. Энергия следует за вниманием.

Применение к другому человеку.

Как я уже говорила, главным условием является то, чтобы человек позволил вам дать ему рейки.

Настройтесь, прежде чем давать Рейки. Обязательно мойте руки как до, так и после сеанса. Неважно, насколько они уже чисты и насколько чист ваш клиент. Это в какой-то степени символическое очищение от чужих энергий, в том числе и от вашей собственной, с целью дать клиенту только чистую энергию Рейки, протекающую через вас. Сосредоточьте свое внимание на потоке энергии через вас, через ваши руки.

Перед сеансом следует сначала узнать, можно ли вам везде прикасаться к другому человеку. Найдутся люди, которые этого не допустят. Уважайте это. Неважно, в чем причина. Можэт, у человека есть чисто психологический страх перед слишком большой близостью. Можэт, это противоречит его религиозным убеждениям. Конечно, лучше прямой контакт, но можно и держать руки на расстоянии нескольких сантиметров от получателя рейки. Как и при подаче энергии, в первую очередь обрабатывается голова. Таким образом, первые три позиции одинаковы.

1. Лобная чакра, ладони закрывают глаза, кончики пальцев встречаются в области лобной чакры.

2. Виски.

3. Нижняя часть лица, ладони по бокам подбородка.

4. Затылок, руки можно положить под голову, одну под другую как описано выше при даче рейки самому себе, но можно и напротив друг друга, особенно как бы обнимая голову.

Позиции пятая и шестая снова аналогичны дарованию Рейки самому себе.

5. Мы даем Рейки в коронной чакре.

6. Рейки дается шейной чакре.

Далее не идем н а спину, а даем рейки спереди, сверху вниз.,

7. Рейки дается сердечной чакре. Можно расположить руки друг напротив друга, но зачастую это не удобно. Руки также можно положить друг за другом, пальцы направлены в одном направлении. То же самое касается позиций 8 и 9.

8. Рейки дается чакре солнечного сплетения.

9. Рейки дается сакральной чакре.

10. Рейки дается базовой чакре. Руки так же, как когда мы даём рейки собственной базовой чакре.

11. Даём Рэйки бедрам. Здесь каждую руку кладем на свае ногу, делаем рейки на переднюю часть ноги. То же самое касается коленей и голеней.

12. Даём Рэйки коленям, каждая рука на своём колене.

13. Даём Рэйки голеням.

14. Даём Рэйки верхушкам стоп.

15. Даём Рейки нижней стороне стопы.

Теперь просим человека перевернуться на живот и даём Рэйки спине.

16. Даём Рейки плечам, это соответствует 7-й позиции дачи Рэйки самому себе.

17. Даём Рейки на спину в области сердечной чакры.

18. Даём Рэйки спине в области солнечного сплетения.

19. Даём Рейки на спину в области сакральной чакры.

20. Даём Рейки базовой чакре, подавая руки так же, как Рейки себе, в 15-й позиции.

21. Рейки дается бедрам.

22. Даём Рейки суставам.

23. Даем Рейки голеням.

24. Даём Рэйки пяткам.

В конце оптимально попросить человека перевернуться и еще раз дать рейки сердечной чакре. Это будет 25-я позиция. Здесь следует добавить, что во многих материалах пункт 22 опущен. Мой опыт показывает, что у многих людей позже, во второй половине жизни, начинаются проблемы с коленными суставами. Давая Рейки себе, мы прикрываем колено руками, поэтому даем Рейки и колену с задней стороны коленного сустава. Так почему бы не дать то же самое другому человеку? Кроме того, здесь мы классически даем Рейки пяткам. Конечно, как я уже упоминала, мы также можем изменить положение рук под себя. Возможно, вам будет неудобно дотягиваться до пяток, но вы можете дать дополнительно Рейки в суставах стоп, в области лодыжек.

На первый взгляд кажется, что у нас больше положений рук, когда мы даём Рэйки другому человеку. Вместе с сердечной чакрой 25, а не 20. На самом деле, когда мы даем рейки себе, мы делаем рейки на ноги дважды, то есть это две позиции. Рэйки добавлено на пятки.

Позиции и их количество в разных источниках различаются. Мне встретилось и 12 или 16 упомянутых позиций. Как я уже говорила, в этом отношении я полностью принимаю позицию В. Любека: «Правда – это то, что работает». Если кто-то лучше справляется с 12 позициями, это нормально. У меня 20 позиций. Почему? Здесь я придерживаюсь японской традиции. Потому что так сказал мой учитель. В Японии это вполне достаточный ответ на любой вопрос. А Рейки ведь родом из Японии. Но экспериментировать разрешено. Микао Усуи даже призвал своего, вероятно, самого многообещающего ученика Чуиро Хаяси основать собственный институт Рейки, чтобы исследовать и привносить что-то новое. Так что экспериментируйте смело, особенно с положениями рук, когда даете себе Рейки. Если вам хочется положить руки куда-нибудь еще, делайте это.

Классически Рейки дается другому человеку, который лежит. Может быть, это невозможно, может быть, человек в инвалидной коляске и не может лечь там, где хочете. Если вы немного подумаете, то увидите, что как минимум спереди во всех положениях можно давать рейки и сидящему человеку. Большую часть времени вы сможете выполнять и положения спины, но, возможно, вам придется пропустить некоторые из них. Вы будете давать Рэйки ногам в положениях, соответствующих даче Рейки самому себе: одна рука сверху, другая снизу ноги, а затем то же самое для другой ноги.

Может случиться так, что лежащий человек не сможет перевернуться на живот. Затрудненное дыхание или другие проблемы. Затем можно давать рейки на спине, как можно ближе к спине, держа руки по бокам. Усуи рейки во второй степени, Кундалини рейки в первой степени, вы узнаете как отправить рейки удаленно, в этом случае это может быть полезно.

Очищение пищи и энергетика.

Зачем вообще очищать пищу? Купили в магазине экологически чистые овощи, дома промыли их под краном. Еще мы отварили картошку. Это не могло бы быть еще чище. Да, бактерий и песчинок больше нет. Однако, как мы своими действиями оставляем повсюду свои энергетические следы, так и каждый, через руки которого прошел этот продукт, оставил свои энергетические следы. Сезонный сборщик клубники, утомленный солнцем, оставляет там свою усталость. Может быть, он почувствует, что ему недоплачивают, и разозлится еще сильнее, пожелает чтобы человек, который его съест, подавится. У упаковщика картофеля болит зуб. Она никому не желает зла, она больше не ведьма. Но в глубине души она хочет, чтобы зуб причинил боль кому-то другому, незнакомому человеку, а не ей. И Вселенная слышит ее молчаливую мольбу. Упаковку сделал человек, который только что поругался со своим начальником и был полон ярости. Кассирша в магазине, которая ненадолго берет вашу покупку в руки, полна переживаний, потому что дети плохо учатся. Вам нужно все это? Вы, вероятно, не подавитесь, и у вас не возникнет немедленной зубной боли. Это все распространяется, может быть, на сотню разных людей, и вы уже автоматически получаете довольно сильную защиту, когда практикуете Рейки. Однако лучше отмахнуться от сотой доли чужих забот. В первой степени рейки вы просто позволяете энергии течь через ваши руки на некоторое время, во второй степени рейки Усуи вы можете дополнительно нарисовать символ усиления энергии и дать ему задачу очищения вашего приобретения. Если у вас длинный список покупок, вы не будете чистить каждую морковь и картофелину отдельно. Наполните на мгновение энергией свою сумку со всеми вашими покупками, чтобы зарядить энергией все ваши покупки. Или возьмите чек из магазина и зарядите его энергией, думая о своих покупках. Помните: энергия следует за вниманием. А Рейки всегда несет в себе положительную энергетику. Таким образом, он очистит следы негативной энергии, но, конечно, не уничтожит положительную энергию, если купленный вами продукт ее содержит.

Вода и энергия.

Наша питьевая вода в наших собственных домах просто течет по множеству труб, неся с собой всевозможные энергетические отпечатки. То есть, если вы не черпаете питьевую воду из собственного колодца.

Тогда еще заставляют задуматься эксперименты с водой доктора Масару Эмото[8], который был не врачом и не физиком, а доктором политических наук. Масару Эмото разлил воду в бутылки, ругал и оскорблял одну воду, хвалил другую, а затем фотографировал кристаллы льда, образованные водой. Похваленная, положительная вода давала красивые кристаллы, отрицательная, оскорбленная вода давала асимметричные кристаллы или вообще не образовывала кристаллов. Масару Эмото выдвинул эзотерическую гипотезу, которую невозможно было доказать научно, о том, что вода имеет собственную память. Я бы сказала, что если ругань и похвала совершаются с определенной долей эмоций, то вода несет в себе энергетический отпечаток события. В своей книге о кристаллах воды Масару Эмото назвал это новой формой фотографического искусства. Фотографии кристаллов воды впоследствии были сделаны несколькими людьми с аналогичными результатами..

Кристаллы воды я сама не фотографировала, для этого нужно специальное оборудование. Но я слышала, что вода, которая проходит через механические очистные сооружения и множество труб и течет из-под крана, не образует никаких красивых кристаллов.

Что ж, тогда похвалите свою воду, прежде чем пить. Возьмите стакан обеими руками, пошлите на него на мгновение энергию Рейки или хотя бы выразите благодарность за то, что вода утолит вашу жажду. Сделайте то же самое с кофе или другими напитками, содержащими воду. Попробуйте воду из стакана до и после минуты подачи энергии. Если ваше Рейки, поток жизненной энергии, не был активирован учителем, поначалу вы можете не почувствовать особой разницы. Но практика создает мастера.

Дом, одежда и предметы.

Ваш дом или квартира, ваше рабочее пространство, ваша личная кровать... Да, мимо проходит уставший почтальон, вы в какой-то момент выходите из себя, кто-то другой приносит в ваш дом свою усталость и переживания. Хорошо очистить место, где вы живете, хотя бы раз в неделю. Никто больше не спал в вашей постели. Но, возможно, там остался энергетический отпечаток от плохого сна, о котором вы даже не помните, когда бодрствуете. Остатки усталости после долгого дня на работе. Вы легли спать уставшими – лучше всего убирать постель сразу после пробуждения. Возможно, вы по какой-то причине плохо спали прошлой ночью. Опять же, очистите свою постель. Просто дайте ей минуту энергии Рейки после пробуждения с намерением энергетически очистить. Наполните свое жизненное пространство энергией Рейки, в том числе с намерением энергетически зарядить и очистить его. На втором уровне Усуи Рейки также можно использовать на нем символ усиления энергии, поручив ему задачу очищения.

К купленным предметам относятся то же, ч то к купленным продуктам питания. Предметы несут с собой энергетические отпечатки всех производителей, упаковщиков, людей, прикасавшихся к ним в магазине. Обязательно следует энергетически очистить покупную одежду, которую вы носите на себе. Ну а как еще более приблизить к себе всю накопившуюся там энергию? Вы буквально окутываете себя чужеродными энергетическими отпечатками.

Не чистите вещь, полученную в подарок, сразу в присутствии дарителя. Возможно, это обидно дарителю, вы одарены с добрыми пожеланиями. Если вы начнете говорить об энергетических следах, это не сильно поможет. Очистите вещь позже, когда даритель ето увидит и не узнает. Если это что-то, что даритель вырастил, нарисовал, сделал и подарил вам с лучшими намерениями, чтобы доставить вам радость, то никакого очищения вообще не требуется.

Предметы, которые вы брали и давали взаймы, и получали обратно. Предметы, которые используются в компании друзей, но у одного из них есть какие-то заботы. Мы живем не в идеальном мире, где кто-то всегда будет о чем-то беспокоиться. Встречайтесь с друзьями, проводите с ними время... А потом наведите порядок в доме, в столовых приборах, во всем, что может иметь негативную энергию. Как чистить? Просто дайте всему этому положительную энергию.

Животные и их способности восприятия.

Вначале, как я уже упоминала, Рейки использовалось исключительно для лечения людей. Но именно животные очень чутко воспринимают поток рейки. Бывали случаи, когда домашние животные, например, кошки или собаки, сначала с подозрением относились к хозяину, получившему активацию Рейки. Питомец привык к своему хозяину и энергии вокруг него. Вдруг что-то меняется, животное сначала не понимает, как реагировать.

Возможно, это просто моя теория, что животные в некоторых случаях используют Рейки чисто интуитивно и пытаются лечить своего человека, с которым у них близкие отношения. Слышали, как кошки ложатся рядом с болезненной головой или затекшей спиной своего хозяина. О собаках, которые не бросают своего больного хозяина. Это единичные случаи, и в действительности мы не знаем, действительно ли животные используют универсальную жизненную энергию. Но почему нет? Если в жизни животного все сложилось более-менее положительно, то у него отсутствует большинство причин, закрывающих наши энергетические центры в детстве. Мы, люди, специально работаем над тем, чтобы открыть их и сознательно применять Рейки, используя свой разум. Возможно, некоторые животные способны делать это на инстинктивном уровне, пусть и менее эффективно. Почему мы чаще слышим такие новости о кошках? Потому что собак дрессируют часто, кошек – редко. Характер кота не сломан.

Да, а как насчет лечения животных? Конечно, поскольку они очень восприимчивы к Рейки, животным можно давать энергию Рейки. Фрэнк А. Петтер упоминает, что он спрашивал основательницу Дзикиден Рейки Чиёко Ямагучи о применении Рейки к животным. Г-жа Ямагучи сказала, что она никогда не училась чему-то подобному от своего учителя. Но затем она упомянула случай из своей юности, когда она взяла в ладони утомленную золотую рыбку, лежащую на боку на поверхности воды, и дала ей рейки. Рыба освежилась и уплыла.

Сегодня есть люди, которые специализируются непосредственно на даче рейки животным. Есть сообщения об успешном применении Рейки на домашних животных, лошадях и других крупных животных. Так что используйте его безопасно. Обратите внимание на одну вещь. У животного есть своя свободная воля, если оно дает понять, что ему неудобно получать Рейки в это время или вообще, то оставьте его в покое. И все же – нереально ожидать, что молодой щенок или котенок будет спокойно спать хотя бы полчаса и ждать, пока вы закончите давать ему энергию рейки. Здесь помогает дистанционное предоставление Рейки.

Помощь вашим растениям.

Растения — это форма жизни, обладающая собственной аурой, собственной энергией и, возможно, очень чувствительная к нашему поведению и энергии, которую мы излучаем. Независимо от того, действительно ли вода имеет память, как первоначально думал фотограф водных кристаллов Масару Эмото, или вода реагирует только на энергию, которую она получает на энергетическом уровне, вода является неотъемлемой частью растений. Конечно, хорошо поливать растения энергетически чистой водой. И, конечно же, сами растения положительно отреагируют на полученную энергию рейки и добрые пожелания.

Это не просто прочитаная теория. Много лет назад, когда я еще даже не занималась Рэйки, дети были маленькие, обязанностей было много, что еще там Рейки, что еще там медитация, у меня была теплица возле дома. В теплице росли помидоры. Было два прохода. Я каждое утро по одному ходила открывать, каждый вечер закрывать вентиляционный люк в конце теплицы, и по дороге всегда мысленно радовался хорошо растущим помидорам. Второй пассаж посещала только два раза в неделю, когда за томатами осуществляла дополнительный уход, одновременно с первым пассажем. Через несколько недель я заметила, что помидоры в первом ряду заметно крупнее, чем помидоры во втором. Мне приходилось, так сказать, два раза в день хвалить помидоры первого ряда. Осознав это, я с этого момента каждое утро и вечер ходила и по другому проходу, и помидоры прижились и там. Идея сделать это пришла тогда ко мне, потому что я уже слышала от других садоводов, что растения реагируют на наши эмоции.

Так что, можно дополнительно дать рейки больному растению. Это может помочь вырасти на новом месте, а иногда быть решающим фактором, определяющим, выживет растение или нет. Однако иногда растение оказывается слишком засушенным высаженным в неподходящую почву, со серьезно поврежденным корням, замерзшим в поздние и неожиданные весенние заморозки или заразившимся серьезным заболеванием. У растения тоже есть своя жизнь, как и у человека. Вы должны признавать это, а иногда и отпустить растение. Если это ваша вина, например, вы не полили, то вам остается только попросить у растения прощения.

Энергизация предметов.

Мы также можем дать Рейки неодушевленным предметам. Часто предполагается, что Рейки помогает с электронными устройствами. Это не окончательное решение, но оно может помочь на какое-то время, а затем вам нужно устранить корень проблемы. Потому что рейки не заменят сгоревший полупроводник, а полностью разряженный аккумулятор не будет заряжаться. Если предохранители в квартире регулярно перегорают, то не стоит усиливать предохранители с рейки, а искать причину проблемы.

Популярна зарядка предметов, чтобы дать пользователю положительную энергию. В. Любек упоминал, что его друзья заряжали кондиционер рейки и потом радовались, что он обдувал их энергией, это странный способ применения Рейки, но если он работает пусть так и делают.

Чаще Рэйки используют для активизации каких-то камней или украшений. В своей книге (1) В. Любек описывает изготовление каменных мандал для улучшения энергетического состояния сада и дома. Здесь следует отметить, что придачу энергии предметам следует повторять, желательно каждую неделю. Потому что Рейки, которые вы даете объекту, со временем ослабнет. Поэтому остается только грустно улыбаться, видя, что в Интернете, еВау, тему и других местах название рейки присваивается различным вещам, особенно камням. Даже если этот предмет изначально был заряжен Рейки, к тому времени, как предмет попадет к вам по почте, его эффекты практически исчезнут. Вам придется заряжать его самим, использовать свои руки и неоднократно. Тогда у вас будет с собой небольшой накопитель энергии.

Немного о медитации.

Возможно, медитация была изобретена индийскими йогами или тибетскими монахами, но сегодня ее практикуют во всем мире. Сегодня мне хочется улыбнуться, вспоминая примитивное описание медитации, которое я слышала в детстве. А именно, где-нибудь в Индии йоги могут часами сидеть, ничего не делать, не думать и наблюдать за одним цветком лотоса или собственным пупком. Ужасно скучно.

Итак, ничего не думать – значит сознательно отпустить мысли, которые закрадываются в голову. Таким образом мы отключаемся от повседневного стресса и успокаиваем разум. По крайней мере на время медитации мы забываем о бизнес-планах, спорах, несбывшихся надеждах, гневе и переживаниях. Вот почему медитация рекомендуется для управления стрессом или нарушениями сна. В повседневной жизни мы подвергаем себя такому сильному стрессу на работе и дома, что заболеваем.

Первое возражение, которое можно услышать от очень занятых людей, заключается в том, что у них нет времени сидеть и медитировать. Ну, не по несколько часов каждый день. Но каждый может выделить четверть часа для себя. Если нет, то пора срочно что-то менять, это уже дорога к проблемам с сердцем или параличу. Тут на ум приходит один из советов, которые дают мудрые камни в бесплатной программе медитации в виртуальной реальности, Малока.

Медитируйте не менее 15 минут каждый день. Если у вас нет времени, то медитировать нужно каждый день по полчаса.

Второе возражение состоит в том, что из медитации ничего не получается. Как только мы садимся медитировать, в его голову лезут самые разные мысли. Это нормально. Как только мы решаем не думать, это единственный возможный вариант. Части процесса медитации можно сравнить с циферблатом часов.

Часы бьют 12. Вы начинаете медитировать.

Стрелки часов на 3. В голову закрадывается непрошеная мысль.

Часы бьют 6. Вы это заметили.

Часы бьют 9. Вы сознательно отпускаете эту мысль.

Часы бьют 12. Вы продолжаете медитировать.

Стрелки часов на 3. В голову лезет...

При этом этот процесс продолжается, цикл за циклом. По мере того, как вы медитируете снова и снова, вам становится легче принимать решение, - я не буду об этом думать сегодня. Следовательно, вы сможете все легче выполнять первые два закона, данные Микао Усуи для счастливой жизни. Сегодня, не злись. если нас беспокоит гнев, мы отпускаем его. мы сегодня не будем волноваться, если беспокоят нас переживания, давай и их отпустим.

Хорошо иметь точку фокуса, на которую можно обратить свое внимание, когда вы отпускаете мысль. Это может быть, например, медитация при свечах, где вы наблюдаете за светом свечей. Это цветок лотоса, описанный в начале главы. Никто на самом деле не смотрит на свой пупок, здесь имеется в виду сосредоточение внимания на физическом и энергетическом центре вашего тела, называемом одновременно хара, танден и дан тьен, который находится примерно на два пальца ниже пупка. Однако чаще внимание уделяется кончикам средних пальцев рук, сложенных в молитвенной позиции, например, в медитации гашё, которую я опишу на втором уровне Усуи Рейки.

Итак, чтобы медитировать, сначала сядьте удобно, не обязательно на пол, но если хотите, вы можете это сделать. Не ложитесь, велика вероятность, что вы заснете. Мягкая медитативная музыка также не обязательна, но при желании ее можно включить. После отпускании мысли вам нужна точка фокуса, что угодно: физическая свеча, кончики пальцев, цветок стоящий в вазе, или, может быть, цветок, созданный в вашем воображении во время медитации с закрытыми глазами, или зеркало на озере, чтобы сосредоточиться на медитацию. Спокойно вдохните и выдохните несколько раз, следите за тем, как дыхание входит и выходит из вашего тела. Расслабьтесь, успокойтесь и начните медитировать.

Если поначалу это не сработает, вы можете использовать управляемую медитацию. Достаточно аудиозаписи, где вы следите за голосом инструктора. Это чем-то похоже на аутогенную тренировку или сеанс легкого гипноза. Конечно, лучше медитировать самостоятельно, в своем темпе, но вначале можно остановиться на том, что у каждого получается лучше.

Послесловие

Если вы дочитали до этого места, поздравляю. Теперь вы знаете все, что нужно для первой ступени Рейки. Если вы хотите активировать свои каналы Рейки, то зайдите на мой сайт www.daigareiki.com и запишитесь там на 15-минутную беседу со мной. Чтение книги или прослушивание курса udemy не активирует ваши каналы Рейки. Я одна из тех старомодных учителей Рейки, которые хотят хотя бы раз увидеть своих учеников. Я не готовлю для вас никаких экзаменов, не бойтесь. Мы выясним только, есть ли у вас вопросы или нужны ли дополнительные материалы. Давайте договоримся, когда я сделаю вам заочно активацию Рейки. Вам нужно будет распечатать собственный сертификат Рейки, который вы получите по электронной почте, и в котором будет указана вся линия учителей от Микао Усуи до меня.

Далее следуют курсы, вплоть до уровня преподавателя, при желании вы можете их изучить.

Бонус. Полезные упражнения.

Сканирование тела

Сядьте удобно в кресло. Закройте глаза. Несколько раз глубоко вдохните и выдохните. Расслабьте свое тело. Сосредоточьтесь на пальцах ног. Сначала правая нога, затем левая. Что чувствуют ваши пальцы? Почувствуйте каждого из них.

Обратите внимание на свои ступни. Почувствуйте одну ступну, затем другую. Как они себя чувствуют?

Сосредоточьтесь на лодыжках.

Затем голени.

Колени.

Бедра.

Нижняя часть живота.

Верхняя часть живота.

Грудь. Почувствуйте, как они медленно поднимаются вместе с вашим дыханием.

Обращайте внимание к каждому плечу.

Затем руки, начиная с плеч и заканчивая пальцами.

Затем сосредоточьтесь на шее, мышцах шеи. На подбородке. На рту. На носу и глаз. Проверьте, как себя чувствуют ваши уши. Лоб. Храмы. Задняя часть головы. Верхняя часть головы.

Спокойно вдохните и выдохните еще несколько раз, затем откройте глаза.

Это упражнение не имеет прямого отношения к Рейки. Однако полезно научиться прислушиваться к своему организму и своевременно выявлять потенциальные проблемы. В проблемных зонах рейки можно давать более интенсивно, но в серьезных случаях не забывайте обращаться к врачу.

Как научиться видеть свою ауру за пять минут.

Аура, энергетическое поле человека. Я помню упражнение из моей юности. Работало для меня. За пять минут мы учимся видеть ауру. Смотрим на свою руку. Иногда рекомендуется смотреть на руку на темном фоне, но, на мой взгляд, это работает, даже если темного фона нет. Возможно, лучше на темной базе. Итак, давайте посмотрим на нашу ладонь. Не прямо на ладонь, а как бы мимо. Однако держите ладонь на линии обзора, а не изучайте фон. Через некоторое время вы заметите вокруг руки, словно прозрачную оболочку, второй контур, немного удаленный от физической руки. Двигая рукой, вы увидите, как этот прозрачный контур движется вместе с вами. Вы можете заметить более сильное излучение от кончиков пальцев. Вот ваш первый взгляд на ауру. Наш. Никаких красок, никаких внешних эффектов. Не имеет прямого отношения к Рейки, но может быть полезным. Привыкайте, развивайте эту способность, смотрите и на других. Животные и растения обладают аурой. Если где-то в ауре есть дыры, если она выглядит необычно... Делайте выводы.

Да, мы здесь не учимся видеть семь цветных уровней ауры, мало кто умеет. Но мы видим оболочку вокруг человека, вне его физической личности. По определению, это аура. Это упражнение также не имеет прямого отношения к Рейки, но может помочь обнаружить проблемы на ранней стадии.

Мы учимся чувствовать энергию Рейки.

Опция 1. Сидим удобно. Мы закрываем глаза. Медленно приближайте ладони друг к другу. Вы можете почувствовать тепло или легкое покалывание в руках или пальцах, не прикасаясь к ним. Это тоже Рейки, энергия, исходящая из ваших рук. Не волнуйтесь, если поначалу вы ничего не почувствуете. Способности восприятия энергии у людей различны. Когда ваши энергетические каналы активированы, энергия течет.

Вариант 2. Сидим удобно. Мы закрываем глаза. Медленно поднесите одну ладонь ко лбу. Мы чувствуем тепло на лбу, когда ладонь находится на расстоянии нескольких сантиметров. Как и, возможно, ощущение тепла в ладони, это поток энергии, который мы посылаем в лоб.

Литература для чтения.

1 Walter Lübeck, Frank Arjava Petter. Reiki, die schönsten Techniken. Izd. Windpferd, 2021

2 Walter Lübeck. Das große Reiki-Heilbuch. Izd. Windpferd, 2021

3 Frans Stiene. The Japanese Art of Reiki. Kindle, Amazon

4 Frank Arjava Petter. Das ist Reiki. Izd. Windpferd, 2017

5 Tadao Yamaguci. Jikiden Reiki. Windpferd, 2006

6 Dr.Mikao Usui und Frank A.Petter. Original Reiki-Handbuch des Dr. Mikao Usui. Windpferd, 2021

7 Frank Arjava Petter, Tadao Yamaguci, Chujiro Hayashi. The Hayashi reiki manual. Lotus Press, 2018

8 Frank Arjava Petter. Eins mit Reiki. Windpferd, 2015

9.Alex Loyd, Ben Johnson. The Healing Code: 6 minutes to heal the source of your health, success or relationship issue, amazon, 2011.

Другие источники

1   https://planetmeditate.com/full-list-hospitals-that-use-reiki-us/#google_vignette , 8.1.2024

2   https://www.kurkliniken.de/therapie/reiki-5268.html   [1] 8.1.2024

3. Marianne Streich, How Hawayo Takata Prakticed and Taught Reiki.   https://www.reiki.org/sites/default/files/resource-files/TakataArticle.pdf 16.2.2024

4.   https://www.innerheartpathways.com/hawayo-takata.html 16.2.2024[2]

5. http://reikicorner.at/werkstatt/wiki/hiroshi-doi/ 21.2.2024

6. http://komyoreikido.de/index.htm 21.2.2024[3]

---

1.   https://www.kurkliniken.de/therapie/reiki-5268.html%20

2.   https://www.innerheartpathways.com/hawayo-takata.html%2016.2.2024

7.   https://de.wikipedia.org/wiki/Bruno_Gr%C3%B6ning 01.07.2024

8. https://de.wikipedia.org/wiki/Masaru_Emoto 7.07.2024[4]

9. https://www.bashinform.ru/news/social/2022-08-10/lovkost-ruk-i-moshennichestvo-chem-opasna-psevdoduhovnaya-terapiya-reyki-2903548

---

3.   http://komyoreikido.de/index.htm%2021.2.2024

4.   https://de.wikipedia.org/wiki/Masaru_Emoto%207.07.2024